C·H·Beck
PAPERBACK

Erik Scherder

Lass dein Hirn nicht sitzen

Wie Bewegung das Denken verbessert,
Depressionen lindert und Demenz vorbeugt

Aus dem Niederländischen
von Claudia Van Den Block

C.H.Beck

Titel der niederländischen Originalausgabe:
Laat je hersenen niet zitten.
Hoe lichaamsbeweging de hersenen jong houdt

Zuerst erschienen 2014 bei Athenaeum – Polak & Van Gennep,
Amsterdam

Mit 22 Abbildungen

Die Übersetzung dieses Buches wurde von der
niederländischen Stiftung für Literatur gefördert.

Nederlands letterenfonds
dutch foundation
for literature

Originalausgabe

Für die deutsche Ausgabe:

Satz: Fotosatz Amann, Memmingen
Druck und Bindung: Pustet Regensburg
Umschlaggestaltung: Geviert, Grafik & Typografie, Andrea Janas,
unter Verwendung von Motiven von shutterstock
ISBN 978 3 406 68872 0
Printed in Germany

www.chbeck.de

Inhalt

Einleitung

Die technischen Entwicklungen der letzten Jahrzehnte hatten vor allem einen Zweck: Unser tägliches Leben immer einfacher und bequemer zu machen. Und dieser Trend hält offenbar an. Das wichtigste Ziel scheint dabei das Vermeiden von körperlicher Anstrengung zu sein. Überall sehen (und nutzen) wir Aufzüge und Rolltreppen, für alles haben wir eine Fernbedienung. Staubsauger und Rasenmäher bewegen sich ganz von alleine. Elektrische Fahrräder, öffentlicher Nahverkehr, Autos, die selbst einparken können: Alles muss immer bequemer werden. Man whatsappt, twittert, facebookt, skypet und gamet, allein zu Hause oder mit anderen überall auf der Welt. Neunzig Fernsehsender (aber nirgends läuft etwas), Sportforen, Filmnetzwerke, Internet über den Fernsehapparat. Wer steht da noch von seinem Sofa auf?

Weltweit genügen immer weniger Menschen den Normen für ein gesundes Maß an Bewegung: mindestens dreißig Minuten am Tag. Alles ist viel zu einfach und bequem geworden. Mit minimaler körperlicher Anstrengung legt man den Arbeitsweg zurück, und die Freizeit verbringt man überwiegend im Sitzen.

Bequemlichkeit dient dem Menschen? Wohl kaum. Denn der körperlich inaktive Lebensstil, den weltweit immer mehr Menschen führen, ist ein Meuchelmörder. Langfristig birgt er schlimme Folgen für die körperliche und geistige Gesundheit. Körperlich, weil bei einem inaktiven Leben, das viel im Sitzen verbracht wird, die Risiken für Übergewicht, Adipositas, Herz- und Gefäßerkrankungen, Bluthochdruck und Diabetes Typ 2 (Altersdiabetes) beträchtlich zunehmen. Geistig, weil es einen deutlichen Zusammenhang zwischen körperlicher Aktivität und kognitiven Funktionen wie dem Gedächtnis gibt.

Da wir schon bei Demenz und Gedächtnis sind: Dieses

Buch handelt auch von der folgenreichen körperlichen Inaktivität in unseren Pflegeheimen, obwohl doch gerade das Gehirn von Demenzkranken so empfindlich ist. Der Schritt vom Pflegeheim zum Krankenhaus ist nicht groß, denn 70 Prozent der Patienten in einem Krankenhaus sind Senioren. Doch auch im Krankenhaus werden alte Menschen leider nicht überall zu körperlicher Aktivität angehalten, mit der Folge, dass sie nach der Entlassung häufig in einem körperlich und geistig schlechteren Zustand sind als vor der Aufnahme.

Kognitive Hirnfunktionen wie das Gedächtnis und exekutive Funktionen (wie Planung, Aufmerksamkeit und Kurzspeicherkapazität) verbessern sich, wie wir wissen, wenn man seinen inaktiven Lebensstil verändert und sich wieder mehr körperlich anstrengt. Gerade inaktive Menschen, die noch «gesund» sind, haben das größte Verbesserungspotenzial. Doch lässt sich das auch auf bereits Erkrankte übertragen, beispielsweise auf Demente, auf Schlaganfall-, Multiple-Sklerose- oder Parkinson-Patienten, oder auch auf Menschen, die unter ADHS oder Autismus leiden: Wirkt sich bei diesen Menschen Bewegung auch positiv auf die kognitiven Funktionen aus? Überraschenderweise ist manches davon bislang noch kaum untersucht worden, und die durchgeführten Studien kamen zu widersprüchlichen Ergebnissen.

Wussten Sie, dass Kauen ebenfalls eine wichtige Bewegung ist? Die Kaumuskulatur gehört zu den stärksten Muskelgruppen, beim Kauen erhöht sich die Herzfrequenz, es ist ein wenig, als würde man rennen. Das Gehirn reagiert auf das Kauen mit besserer Durchblutung von motorisch und kognitiv wichtigen Arealen. Daher lenkt dieses Buch den Fokus auch auf Situationen, in denen jemand Gefahr läuft, weniger zu kauen – man denke an Pflegeheime und Krankenhäuser, wo pürierte Kost auf dem Speiseplan steht und das Essen häufig unberührt abgeräumt wird.

Lass dein Hirn nicht sitzen hält uns einen Spiegel vor. Von Herzen hoffe ich, dass Sie sich ärgern und infolgedessen genötigt sehen, sich aus Ihrem Sessel zu erheben. Vielleicht kennen Sie Menschen, die ein inaktives Leben führen, die sich immer hinter dem Computerbildschirm verkriechen, keine Energie mehr haben und keine Initiative ergreifen, sich zu bewegen. Es wäre doch wunderbar, wenn Sie die Betreffenden hin und wieder motivieren könnten. Dieses Buch informiert Sie auch, wie lange, wie oft und wie intensiv Sie sich bewegen müssen, wenn Sie kognitive Funktionen verbessern oder deren Abbau verhindern wollen. Doch vergessen Sie nicht: Lesen Sie es nicht an einem Stück. Denn dann sitzen Sie zu lange.

1 Lieber faul als müde

«Können Sie mir sagen,
wo der nächstgelegene Bankautomat ist?»

«Toll, dass einem der Einkauf auch nach Hause
geliefert wird!»

«So ein elektrisches Fahrrad ist schon eine super Sache!»

Faul und dick dem Tod entgegen

Vor nicht allzu langer Zeit widmete die renommierte medizinische Zeitschrift *The Lancet* der körperlichen Inaktivität eine ganze Ausgabe. Unter anderem wurde festgestellt, dass Inaktivität oder Bewegungsmangel weltweit die vierthäufigste Todesursache ist, nach Herz- und Gefäßkrankheiten, Krebs und Infektionskrankheiten.[1] Bereits 31 Prozent der Weltbevölkerung genügen mittlerweile den Empfehlungen für ein Mindestmaß an körperlicher Aktivität nicht mehr. Vor einigen Jahren waren es noch 17 Prozent: Das ist beinahe eine Verdoppelung in drei Jahren. Die Welt steht – oder sitzt – still.

Wie nachteilig das für die Gesundheit ist, lässt sich an folgenden Statistiken sehen: 6 bis 10 Prozent aller Todesfälle weltweit gehen auf körperliche Inaktivität zurück, ebenso fast ein Drittel aller Herzkrankheiten infolge schlechter Durchblutung (Ischämie). Mit anderen Worten: Bei rund fünfeinhalb Millionen Menschen weltweit hätte der vorzeitige Tod verhindert werden können, wenn sie ein aktiveres Leben geführt hätten. Kann jemand beispielsweise keine fünfzehn bis zwanzig Minuten am Tag zügig gehen *(brisk walking)*, dann erhöht sich sein Risiko für Herz- und Gefäßkrankheiten, Krebs und Diabetes Typ 2 um 20 bis 30 Prozent, und die Lebenserwartung verkürzt sich um drei bis fünf Jahre.[2] Damit nicht genug: Weltweit verursacht der strukturelle Bewegungsmangel 6 Prozent der Fälle von koronarer Herzkrankheit (Erkrankung der Herzkranzgefäße, der Gefäße rund um das Herz), 7 Prozent der Diabetesfälle, 10 Prozent aller Brustkrebsfälle, 10 Prozent der Darmkrebsfälle und 9 Prozent der vorzeitigen Sterbefälle und somit beinahe ein Zehntel der 57 Millionen Todesfälle im Jahr 2008.[3]

Rauchen und körperliche Inaktivität verursachen momentan beinahe gleich viele Todesfälle: jeweils etwa fünf Millionen (siehe Abbildung 1). Auffallend ist, dass es eine gewaltige Anti-Raucher-Lobby gibt, eine vergleichbare Bewegung gegen körperliche Inaktivität jedoch nicht.[4] Programme zur Förderung von Bewegung werden zwar im Allgemeinen als nützlich betrachtet, doch viele Wissenschaftler, die ebenfalls viel Zeit im Sitzen verbringen, halten sie für weniger wichtig als die Kampagnen gegen das Rauchen. Forscher[5] weisen darauf hin, dass der größte gesundheitliche Nutzen bei vornehmlich sitzenden (inaktiven) Menschen in den ersten 15 bis 29 Minuten Bewegung am Tag liegt.

Das alles hat weitreichende Folgen für Gesundheit, Umwelt, Wirtschaft und Gesellschaft. Letztlich müssen wir alle zusammen für die zusätzlichen Kosten von Krankheit aufkommen. Es ist mehr «Partizipation» nötig, denn die Menschen, die in einem schlechten körperlichen Zustand sind, brauchen Unterstützung. Dass man sich heutzutage so wenig bewegt, hat viele Ursachen. Kinder sehen heute beispielsweise

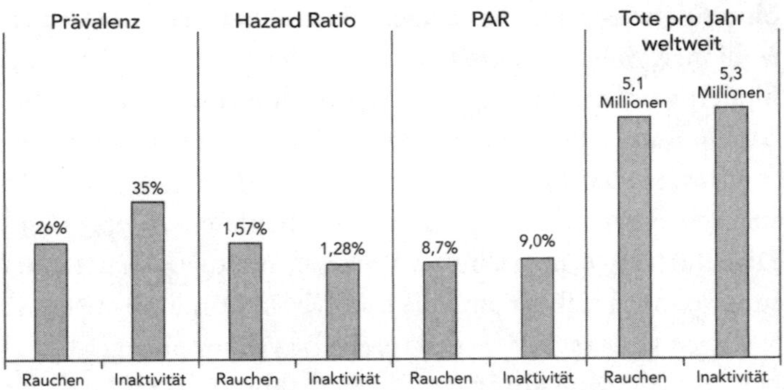

Abbildung 1: Die Anzahl der Todesfälle als Folge von Rauchen verglichen mit der Anzahl der Todesfälle als Folge von körperlicher Inaktivität.[6] Die Prävalenz gibt den Anteil der Raucher und der inaktiven Menschen an. Hazard Ratio bezeichnet die Sterbewahrscheinlichkeit unter Berücksichtigung verschiedener Faktoren, die darauf Einfluss haben könnten. Auch die unterschiedliche Dauer, mit der die Versuchspersonen an der Studie teilnahmen, wird einbezogen. PAR steht für Population Attributable Risk: der Anteil der Bevölkerung mit einem erhöhten Risiko, zu rauchen oder körperlich inaktiv zu werden.

wesentlich mehr fern als früher und sitzen mehr am Computer, um zu spielen. Der öffentliche Nahverkehr ist so gut ausgebaut, dass man nicht mehr viel zu Fuß gehen muss. In öffentlichen Gebäuden und Einrichtungen wie Krankenhäusern und Pflegeheimen befinden sich die Aufzüge ganz zentral im Eingangsbereich. Nach den Treppen hingegen muss man erst einmal suchen. Erschreckend ist außerdem, dass laut vieler Prognosen die körperliche Bewegung noch weiterhin abnehmen wird, insbesondere in den USA.[7]

Langstreckenflüge (also langes Sitzen) erhöhen bekanntlich das Risiko für Thrombosen im Bein. Auf den meisten großen Flughäfen der Welt finden sich parallel zu den Laufwegen zu den Abfluggates mittlerweile Laufbänder, auf denen man nur noch still zu stehen braucht. Ganz vereinzelt läuft einmal jemand nebenher, die meisten jedoch stehen bequem auf dem Band oder gehen halbherzig ein paar Schritte vorwärts. Die Entstehung einer Thrombose im Bein beginnt also bereits bei der Ankunft im Flughafen! Schön ein bisschen am Gate herumstehen, dann noch kurz im Wartebereich Platz nehmen und anschließend ein paar Stunden eingezwängt im Flugzeug sitzen. Ich plädiere eher für eine Einführung des «Flughafenlaufs»: Zügig vom Auto, Taxi oder Zug mit Gepäck zum Einchecken gehen, dann zum Gate und dann leider im Flugzeug still sitzen, um dann wieder den Flughafenlauf zur Gepäckausgabe und mit dem Koffer zum Taxi oder zu einem anderen Verkehrsmittel zu absolvieren.

Jüngst wurde sogar festgestellt, dass die Wahrscheinlichkeit, vorzeitig zu sterben, mit den Stunden zunimmt, die man im Sitzen verbringt, selbst wenn man sich mehr als sieben Stunden pro Woche sportlich betätigt.[8] Dies ist der Fall ab einem Alter von fünfzig an aufwärts. Verbringt man mehr als 70 Prozent seiner Zeit im Sitzen (ist also nicht aktiv), verfünffacht sich sogar die Wahrscheinlichkeit, vorzeitig zu sterben! Letzteres ist der Fall bei Menschen, die mehr als sieben Stunden am Tag vor dem Fernseher verbringen.[9] Trifft das auch auf

Menschen zu, die etwa in einem Büro oder an der Universität arbeiten? Ich denke schon. Schon bei einem TV-Konsum von vier Stunden täglich kann bereits das metabolische Syndrom entstehen.[10] Das ist eine Stoffwechselstörung, die zu Adipositas (Fettleibigkeit) und aufgrund von Insulinresistenz zu erhöhten Zuckerwerten, Bluthochdruck und dergleichen mehr führt. Erhöht man die Anzahl der täglich vor dem Fernseher verbrachten Stunden in einem Untersuchungszeitraum von fünf Jahren, wirkt sich das zusätzlich negativ aus, das Bauchfett nimmt also zu und der Blutdruck steigt.

Dick sein

In den Vereinigten Staaten sind 36 Prozent der Erwachsenen und 18 Prozent der Kinder übergewichtig.[11] Bei einem BMI (der Body Mass Index ist eine Messzahl zur Einschätzung des Körpergewichts; um sie zu ermitteln, teilt man das Körpergewicht in Kilogramm durch die Körperlänge in Metern zum Quadrat) zwischen 25 und 30 spricht man von Übergewicht, bei über 30 von Adipositas. Adipositas erhöht das Risiko von Herz- und Gefäßerkrankungen, Diabetes Typ 2, Krebs, Bluthochdruck, Schlaganfall oder Hirnblutung, Lebererkrankungen, Atemproblemen und Arthritis (Entzündung der Gelenke). Etwa 300 000 Menschen sterben in den Vereinigten Staaten jährlich vorzeitig an den Folgen von Adipositas. Die Veranlagung dazu ist zwar zum Teil genetisch bedingt, doch sollten wir unser Augenmerk vor allem auf jene Faktoren richten, die sich beeinflussen lassen, wie Ernährung, Bewegung und eine aktivere Freizeitgestaltung, also etwa weniger Zeit vor dem Fernseher und dem Computer zu verbringen.

Schulsport

Zuhause sitzen Kinder viel, sei es vor dem Fernseher oder dem Computer. Jedenfalls sitzen sie. Tagsüber sitzen sie in der Schule. Das ist durchaus wörtlich zu verstehen, denn wenn Unterricht gekürzt wird, betrifft das in den meisten Fällen vor allem Sport (und Musik, aber das ist eine andere Geschichte). So hört man oft, dass eine Sportstunde durch eine zusätzliche Mathestunde ersetzt wird. Das klingt zwar erst einmal nicht schlecht, doch ich bezweifle, dass die Logik dahinter wirklich stimmt. Denn Kinder, die sich mehr bewegen, erbringen auch bessere schulische Leistungen. Das ist eine Tatsache: Eine aktuelle, systematisch durchgeführte Studie macht deutlich, dass sich (vermehrte) körperliche Aktivität bei Kindern positiv auf kognitive Leistung und Schulerfolg auswirkt.[12] Eine interessante Frage ist, wie viele Minuten sich Kinder bewegen müssen, damit sie sich während des Unterrichts wieder optimal konzentrieren können. Fest steht jedenfalls, dass eine Stunde Sport pro Woche für Kinder, die sich noch mitten in der körperlichen und geistigen Entwicklung befinden, sehr wenig ist.

Kinder, Adipositas und Lebensstil

Eine Studie über den Zusammenhang von Adipositas und Faktoren der Lebensführung zeigt, dass bei Kindern die Korrelation zwischen Adipositas und der vor dem Fernsehgerät oder dem Computer verbrachten Zeit am gravierendsten ist, gefolgt von der Korrelation zwischen Adipositas und Ernährung.[13] Viel zu sitzen und nichts zu tun scheint für ein Kind also noch schlechter zu sein als fettes Essen. Aus einer anderen Studie geht hervor, dass Fernsehen für Kinder und Jugendliche die häufigste Form von «Sitzverhalten» ist.[14] Laut der Forscher nimmt das Sitzverhalten im Laufe der Pubertät ab, doch nicht viel. Es ist also ziemlich stabil. Allerdings kann es während der Pubertät zu Verschiebungen kommen, so dass zwar weniger ferngesehen wird, jedoch die am Computer verbrachte Zeit zunimmt. Aus diesem Grund untersuchen manche Wissenschaftler die vor dem Fernseher und dem Computer verbrachte Zeit nicht getrennt, sondern in Kombination als «Bildschirmzeit».[15] Bei Jugendlichen ist die Ernährung offenbar der wichtigste Faktor für Adipositas, während bei jungen Erwachsenen und Erwachsenen mittleren Alters ein inaktives Leben am stärksten mit Fettleibigkeit korreliert. Bei älteren Menschen ergibt sich Adipositas vor allem aus Ernährung kombiniert mit dem Mangel an körperlicher Bewegung.

Auch in China nehmen Übergewicht, Adipositas und fehlende körperliche Betätigung zu.[16] Das Risiko dafür ist in schnell wachsenden Städten am größten. Seit 1980 ging dort die körperliche Aktivität enorm zurück, weil Technologie am Arbeitsplatz körperliche Anstrengung reduziert. Einer der vielen anderen Faktoren, die sich auf Übergewicht und Adipositas in China auswirken, hat damit zu tun, dass der Gebrauch des Autos oder des öffentlichen Nah- und Fernverkehrs (aus wirtschaftlichen Gründen) staatlich propagiert wird.[17] Es wird einem regelrecht ausgeredet, zu Fuß zu gehen oder mit dem Fahrrad zu fahren – und das, obwohl Peking doch für seine dreizehn Millionen Fahrräder berühmt ist! Jedenfalls ist das Meer von Fahrrädern dort mittlerweile deutlich geschrumpft.

Oblomow schläft aus

Das Wochenende nähert sich, die Aussicht, endlich ausschlafen zu können, ist verlockend, und das natürlich zu Recht, schließlich hat man eine Woche lang hart gearbeitet, ist hin und her geflogen und spät zu Bett gegangen sowie früh aufgestanden. Daran ist auch nichts verkehrt. Und ein einziges Mal pro Woche ist es vielleicht auch toll, Körper und Geist einmal zur Ruhe kommen zu lassen.

Doch wenn man keiner Arbeit nachgeht oder sechs Wochen Urlaub hat, ist es dann immer noch prima, regelmäßig «auszuschlafen»? Einfach im Bett zu bleiben, weil nichts Wichtiges auf einen wartet? Mit anderen Worten: Ist «schön» lange ausschlafen förderlich für Gesundheit, Wohlbefinden und Weisheit? Es verhält sich wohl eher umgekehrt, wie es im Sprichwort «Früh nieder und früh auf ist der beste Lebenslauf» heißt.[18] Eine Studie hat ergeben, dass vorzeitiger Tod mit «schön» lange Ausschlafen korreliert. Wer täglich zwölf Stunden oder mehr im Bett zubringt, hat durchschnittlich ein doppelt so großes Risiko, vorzeitig zu sterben, als jemand, der nur neun Stunden im Bett ist. Das geringste Risiko, vorzeitig zu sterben, haben Menschen, die sich pro Tag acht Stunden im Bett aufhalten. Ausschlafen ist zwar eine feine Sache, man sollte es damit jedoch nicht übertreiben.

Berühmt dafür geworden, einen großen Teil seines Lebens im Bett zuzubringen, ist der russische Adelige Oblomow. Die Hauptfigur in dem gleichnamigen Roman des russischen Schriftstellers Iwan Gontscharow (1812–1891) bekommt viel Besuch von Menschen, die ihn fortwährend vergeblich zum Aufstehen und zum Handeln bewegen wollen. Sein Leben spielt sich buchstäblich auf wenigen Quadratmetern ab. Diese «Verarmung» seiner Umgebung – oder anders gesagt die fehlende «Stimulation» seines Denkens, weil er nicht mehr erlebt als das, was sich in seinem Zimmer rund um sein Bett abspielt – ist eine interessante Erklärung für Ilja Oblomows Tun und Lassen. Ständig im Bett zu liegen ist nicht förderlich für das Arousalniveau (es gibt an, wie wach und aufmerksam jemand ist) und auch nicht für die kortikale Aktivität.

Den Kortex bezeichnet man auch als Großhirnrinde, die äußerste Schicht des Gehirns, die für unsere intellektuellen Tätigkeiten eine wichtige Rolle spielt; kortikale Aktivität ist die Aktivität der Großhirnrinde. Dazu passt auch, dass der

Frontallappen, auch präfrontaler Kortex oder Stirnhirn genannt, im Bett nicht ausreichend stimuliert wird. Dieser Bereich spielt eine wichtige Rolle, wenn es darum geht, Initiativen zu ergreifen, neue Ideen zu entwickeln und seine Emotionen zu regulieren. Genau das aber fällt einem auch bei der Lektüre des Buches auf: Ilja verhält sich passiv, er ist äußerst apathisch. Selbst dafür, dass es etwas zu essen gibt, sorgt eine Hilfe.

Im Laufe der Geschichte bringt ein Freund von ihm eine junge Frau mit in das Haus, in dem Oblomow liegt, und sie verlieben sich ineinander. Doch letztlich kommt es nicht zu einer Heirat, weil Oblomow den Hochzeitstermin immer wieder hinausschiebt – wie er alles hinausschiebt, weil er zu Eigeninitiative nicht im Stande ist. Aus diesem Grund verlässt ihn seine Braut. Oblomow lebt sein Leben wie gehabt und stirbt, ohne dass sein inaktiver Lebensstil sich je verändert hätte.

Ursachen und Folgen lassen sich in einem solchen Fall kaum angeben. Vielleicht ist das apathische, inaktive Leben die Folge eines Gehirns, das von vornherein so angelegt war. Oder führte Oblomows passiver Lebensstil vielleicht zu einem immer passiveren und apathischeren Leben? Konnte sein Frontallappen sich vielleicht gar nicht weiterentwickeln, weil Oblomow sämtliche Gelegenheiten, Pläne zu schmieden, Ideen zu entwickeln und Probleme zu lösen, verstreichen ließ?

Man stelle sich vor, dass jemandem ein solches Leben aufgezwungen wird, weil er im Gefängnis landet!

Im Gefängnis

Das Gefängnis ist eine «verarmte Umgebung», wie sie im Buche steht. Mangel an körperlicher Bewegung und sozialer Interaktion gehören zum Knast dazu. Die Inhaftierten sitzen oft 22 Stunden am Tag in ihrer Zelle. Wenn sie Glück haben, dürfen sie Putzdienst leisten. Das bedeutet, man kommt zwei Stunden mehr am Tag aus seiner Zelle heraus als die anderen Häftlinge. Zudem sind es verglichen mit der Monotonie des Gefängnisalltags wahrscheinlich zwei abwechslungsreiche Stunden.

Die übrigen 22 Stunden sitzt der Inhaftierte in der Regel gar nicht, sondern liegt mehr oder weniger im Bett.

In Einzelhaft ist es noch schlimmer. Eine reizarme Umgebung kann von Vorteil sein, wenn es darum geht, eine aufgeladene, explosive Stimmung zu entschärfen. Bei zu wenigen Reizen beginnen Menschen jedoch zu halluzinieren – ein bekanntes Phänomen in isolierter Umgebung. Das Gehirn füllt nämlich selbst die Leerstellen, wenn von außen zu wenige Informationen kommen. Glücklicherweise wird derzeit über Klappbetten in den Gefängniszellen nachgedacht, so dass auch ein Stuhl Platz findet. Sitzen ist jedenfalls besser, als den ganzen Tag zu liegen.

Ein inaktives Leben ohne soziale Kontakte und sinnvolle Betätigung erhöht das Demenzrisiko.[19] Erschwerend kommt noch hinzu, dass Inhaftierte häufig recht ungesundes Essen bekommen. Sie nehmen doppelt so viel Salz zu sich, als wenn sie zu Hause selbst kochen würden, und ihre Mahlzeiten enthalten zu viel Kohlenhydrate und Fett. Zudem kann chronischer Stress in einer (potenziell) gewaltsamen Umgebung wie einem Gefängnis zu weiteren Hirnschädigungen führen (für mehr Informationen zu den Auswirkungen von chronischem Stress auf den Hippocampus siehe S. 35 f.).

Gerade die Kombination aus übermäßiger Salzzufuhr und einem inaktiven Leben führt zu einem erhöhten Risiko für Gefäßerkrankungen im Gehirn, und diese wiederum sind es, die den häufigsten Formen der Demenz zugrunde liegen.

Körperliche Inaktivität kann zu Stimmungsveränderungen und sogar zu einer Depression führen. Man weiß, dass es einen Zusammenhang zwischen Depression und Demenz gibt, dieser jedoch ist komplex.[20] Eine Depression kann dazu führen, dass man stärker auf Stress reagiert, und das wiederum kann den Hippocampus schädigen. In den USA leidet ein Drittel der Inhaftierten an einer Depression. Studien zufolge ist eine traumatische Gehirnverletzung (beispielsweise infolge eines schlimmen Sturzes auf den Kopf, wie sie bei Inhaftierten durchaus vorkommt) ein weiterer Risikofaktor für das Entstehen einer Demenz.[21] Dabei ist nämlich häufig der frontotemporale Bereich des Gehirns betroffen, der wichtig für die Impulskontrolle ist.

Rückfälle

Die Justiz ist nicht nur in den Niederlanden darauf bedacht, das Rückfallrisiko zu vermindern. Dafür müsste man eigentlich den Menschen, die ihre Impulse nur mit Mühe kontrollieren können, dabei helfen, diese Fähigkeit während der Haft so gut wie möglich zu entwickeln. Doch tun wir nicht genau das Gegenteil davon?

Inhaftierte haben eine Straftat begangen, und mangelnde Selbstbeherrschung und Impulskontrolle welcher Art auch immer haben dabei wahrscheinlich eine (entscheidende) Rolle gespielt. Was nicht jeder weiß: Viele Inhaftierte haben eine schlimme Vorgeschichte mit Misshandlung in der Kindheit, sexuellem Missbrauch, körperlicher Gewalt und Aufenthalten in Heimen. All diese Umstände stehen einer normalen Entwicklung des Gehirns im Weg. Erbliche Faktoren kommen noch hinzu.

Während seiner Entwicklung ist das Gehirn normalerweise stark damit beschäftigt, Impulse immer besser zu kontrollieren. Für junge Menschen, die unter erbärmlichen Umständen aufwachsen oder deren Gehirn aufgrund einer Erkrankung nicht richtig funktioniert, verringert sich die Chance auf eine normale Entwicklung und somit eine normale Impulskontrolle. Nach einem Delikt sperren wir also die Menschen ein, denn auf ein Verbrechen muss eine Strafe folgen. Aber muss dieses Einsperren dann mit einer extremen Form der «Verarmung» einhergehen, so dass das bereits äußerst verletzliche Gehirn gar keine Chance mehr hat, sich gerade auf dem Gebiet der Impulskontrolle einigermaßen weiterzuentwickeln?

Der präfrontale Kortex, der eine so wichtige Rolle für die Impulskontrolle spielt, braucht im Gegenteil eine stimulierende Umgebung. Das heißt, dass das Gehirn, insbesondere der Frontallappen, eines Inhaftierten gefordert werden muss, beispielsweise durch eine anspruchsvolle oder anstrengende Arbeit. Auch Bewegung stimuliert. Dabei geht es nicht um reines Muskeltraining, sondern um die Verbesserung des körperlichen Gesamtzustands, beispielsweise durch Lauftraining: *Running Therapy*. Man muss dabei eine bestimmte Zeitspanne schnell laufen und erzielt eine positive Wirkung auf Stimmung und Verhalten. Im niederländischen Assen wird Running Therapy bereits seit einiger Zeit bei Gefängnisinsassen angewandt und dabei untersucht, wie sich dies auf die Impulskontrolle auswirkt.

Autobahn

Ein junger Häftling, ich schätze so fünfundzwanzig Jahre alt, saß etwa drei Monate im Gefängnis. Er war einer der Glücklichen, die dort als Schuster arbeiten konnten, und hatte daher etwas mehr Bewegungsfreiheit. Ich besuchte ihn im Rahmen einer Studie darüber, wie viel (oder wie wenig) Bewegung, nicht nur körperlicher, sondern auch geistiger Art, es tagsüber im Gefängnis gibt. Nur sehr wenige lesen, erzählte er, und im Fernsehen konnte man nur die öffentlichen Sender sehen. Da fiel ihm auf, wie viele Wiederholungen es gab. Er berichtete, dass er eine Woche zuvor wegen eines Prozesses mit dem Bus zum Gerichtsgebäude gebracht wurde. «Ich saß in dem

Bus und schaute aus dem Fenster. Irgendwann waren wir auf der Autobahn, und ich erschrak über die Geschwindigkeit, mit der die Autos da fuhren und uns links und rechts überholten! Dann begriff ich, dass ich drei Monate zuvor selbst noch dort gefahren war, genauso schnell oder sogar noch schneller.»

Seine Aussage passt perfekt zu den Studien, die zeigen, welchen Effekt eine reizarme Umgebung auf das Gehirn hat.

Sitzen ist das neue Rauchen

Wie viel sitzen wir eigentlich in Europa? Anhand eines Fragebogens, des *International Physical Activity Questionnaire*, untersuchten Wissenschaftler[22] vor kurzem unser Sitzverhalten. Eine Frage lautete: Wie viele Stunden verbrachten Sie in den letzten sieben Tagen im Sitzen? Personen aus 32 Ländern nahmen an der Studie teil, die Anzahl der Teilnehmer pro Land schwankte zwischen 304 und 1102, insgesamt belief sich die Zahl der Teilnehmer auf 29 131 Personen. Danach sitzt man durchschnittlich fünf bis sechs Stunden am Tag; Männer mehr als Frauen und jüngere Leute zwischen 15 und 24 Jahren mehr als ältere. Die Menschen mit dem schlechtesten Gesundheitszustand saßen am meisten.

Dabei waren von Land zu Land beträchtliche Unterschiede festzustellen. In den Niederlanden sitzt man durchschnittlich sechseinhalb Stunden pro Tag, doch mehr als 35 Prozent der Bevölkerung sitzen im Schnitt sieben bis sechzehn (!) Stunden täglich.

Vor einiger Zeit erschien eine eindrucksvolle Studie[23] in *JAMA,* einer der einflussreichsten Zeitschriften meines Fachgebiets. Untersucht wurde der Zusammenhang zwischen der Anzahl der im Sitzen verbrachten Stunden und dem Sterberisiko bei 222 497 Einwohnern Australiens, alle älter als fünfundvierzig Jahre. Die Ergebnisse zeigen, dass das Risiko eines überdurchschnittlich frühen Todes steigt, je mehr man pro

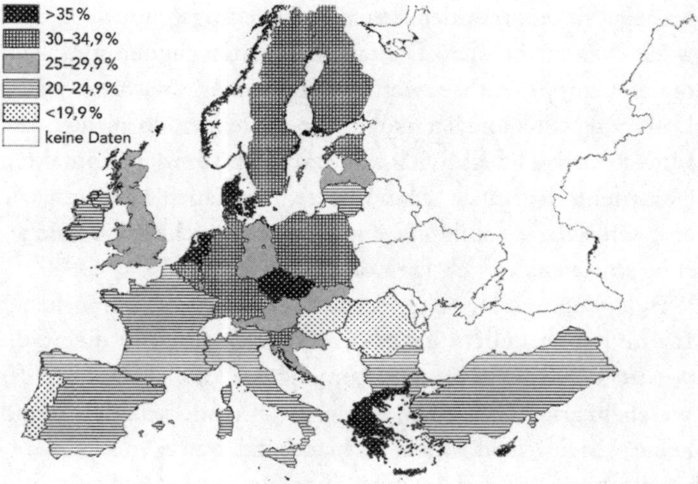

Abbildung 2: Europa sitzt

Tag sitzt. Dieser Zusammenhang blieb unabhängig von Geschlecht, Alter, BMI und dergleichen bestehen. Ebenfalls neu war, dass eine Verringerung der im Sitzen verbrachten Stunden auch die Gefahr eines vorzeitigen Todes bei sogenannten Risikogruppen wie Diabetikern oder Herzkranken reduziert.[24]

Inaktivität und Kultur

In den Vereinigten Staaten sind etwa 30 Prozent der schwarzen Frauen adipös.[25] Laut einer Studie wollen Mütter wegen der auf der Straße lauernden Gefahren, unter anderem Gewalt und Drogenkonsum, dass ihre Töchter möglichst nicht das Haus verlassen. Zuhause zu bleiben bedeutet automatisch weniger körperliche Aktivität. Eine andere Studie, die im Norden Manhattans durchgeführt wurde, ergab, dass insbesondere Frauen hispanoamerikanischer Abstammung mit größerer Wahrscheinlichkeit körperlich inaktiv werden.[26] Das ist eine wichtige Erkenntnis, denn diese Bevölkerungsgruppe der USA wächst am schnellsten. Die Wissenschaftler fanden innerhalb dieser Gruppe auch einen Zusammenhang zwischen wenig Bewegung und sozialer Isolierung. Offenbar, so meinen sie, führt körperliche Aktivität auch zu mehr sozialen Kontakten (was vielleicht auf der Hand liegt). Aber auch Faktoren wie eine schlechte Ausbildung und eine unzureichende Versicherung spielen eine wichtige Rolle.

Eine wichtige Ursache für die Zunahme von körperlicher Inaktivität ist zudem die Migration vom Land in die Stadt, wie sie in Afrika in großem Umfang der Fall ist. Das betrifft vor allem arme Menschen. Arme, die in eine Stadt ziehen und keine Arbeit haben, sitzen zu Hause. Sie bewegen sich weniger als ihnen guttut, oder auch überhaupt nicht. Es heißt, dass in zwanzig Jahren 60 Prozent der armen Westafrikaner in Städten wohnen werden. In asiatischen Ländern trifft Inaktivität als Folge von Urbanisierung sogar 80 Prozent der Bevölkerung![27]

Kognitive Geizhälse

Weltweit scheinen wir also immer fauler, immer weniger aktiv zu werden. Tendieren wir vielleicht auch kognitiv zum einfachsten Weg? Dieses Phänomen wurde bislang kaum untersucht. Eine aktuelle Studie dazu prägt im Titel den Begriff *cognitive misers* (kognitive Geizhälse). Das sind Menschen, die am liebsten den einfachsten Weg wählen und damit bewusst das Risiko eingehen, sich falsch zu entscheiden. Für die Studie[28] führten die Wissenschaftler ein Experiment durch (machen Sie ruhig mit). Die Teilnehmer bekamen zwei Aufgaben vorgelegt. Die erste davon ist recht schwierig: Ein Baseballschläger und ein Ball kosten zusammen 1,10 Euro. Der Schläger kostet 1 Euro mehr als der Ball. Wie viel kostet der Ball?

Die zweite Aufgabe ist einfach: Eine Zeitschrift und eine Banane kosten zusammen 2,90 Euro. Die Zeitschrift kostet 2 Euro. Wie viel kostet die Banane? Die Lösung der schwierigen Aufgabe war für viele eine Herausforderung. Sie lautet 5 Cent, doch im ersten Moment denkt man wahrscheinlich, dass es 10 Eurocent sind. Die Antwort auf die einfache Aufgabe ist wirklich simpel, nämlich 90 Eurocent. Haben Sie die Aufgaben richtig gelöst?

Interessant ist nun, dass ein Teil der Personen, die bei der ersten Frage, der «Experimentalbedingung», 10 Eurocent antworteten, irgendwann doch an der Richtigkeit dieser Antwort zu zweifeln begannen. Trotz dieser Zweifel entschieden sich die Probanden dann aber für die naheliegende Lösung, statt sich (viel) mehr anzustrengen und nach der richtigen Lösung zu suchen. Jene Menschen, die sich für eine Lösung entscheiden, obwohl sie daran zweifeln, die aber nicht die Mühe «investieren» wollen, die richtige Lösung zu finden, nennt die Studie kognitive Geizhälse *(cognitive misers)*. Sie bleiben also hinter ihrem Potenzial zurück, denn sie könnten eigentlich eine bessere Leistung bringen. Sie erkennen, dass ihre Antwort wahrscheinlich nicht richtig ist, wollen sich aber nicht zusätzlich anstrengen. Das eigene Potenzial nicht auszuschöpfen kann dazu führen, dass die kognitive Reserve nicht optimal aufgebaut wird.

Kognitive Reserve

Insbesondere in den ersten fünfundzwanzig bis dreißig Lebensjahren, letztlich aber das ganze Leben lang, baut man sich eine kognitive Reserve auf. In dieser Lebensphase befindet sich das Gehirn, insbesondere der präfrontale Kortex, noch in der Entwicklung (wenigstens bei denjenigen, die bereit sind, sich anzustrengen).

Jeder kennt in seinem Umfeld Menschen, die sich bei unan-

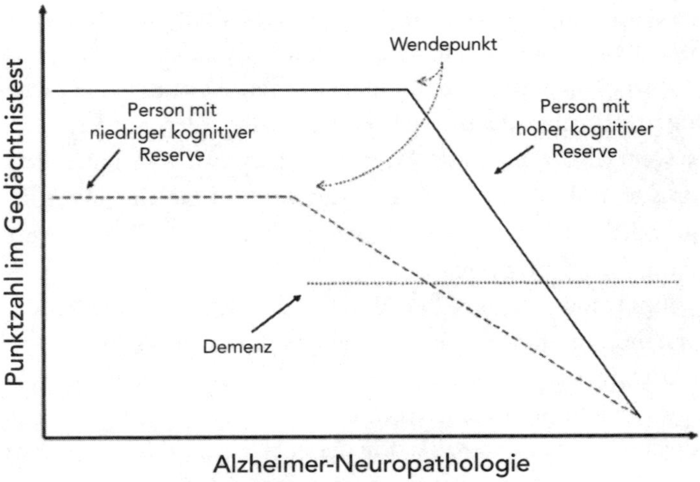

Abbildung 3: Erkrankt man im Alter, beispielsweise an Alzheimer, dann verschlechtert sich der Zustand, in diesem Fall des Gedächtnisses, früher, wenn die kognitive Reserve geringer ist. Bei Menschen mit höherer kognitiver Reserve verzögert sich der Prozess.[29]

genehmen Aufgaben gerne vornehm zurückhalten und das Feld anderen überlassen. Sie könnten eigentlich viel mehr tun, haben dazu aber meist keine Lust. Sie sind lasch. Im Prinzip schöpfen sie ihr Potenzial nicht richtig aus und bauen zu wenig kognitive Reserve auf.

Wer über eine hohe kognitive Reserve verfügt, kann mögliche Schädigungen des Gehirns etwa durch eine Krankheit wie Demenz länger auffangen, ehe die Symptome sich tatsächlich negativ auf das Funktionieren im Alltag auswirken. Es stimmt also nicht, dass bei hochgebildeten Menschen mit Alzheimer die Krankheit *schneller* verläuft als bei weniger gebildeten Menschen. Die Erklärung für diesen Eindruck ist, dass Menschen mit höherem Bildungsstand über mehr kognitive Reserve verfügen. Dadurch werden die Symptome der Krankheit in den ersten Jahren viel besser aufgefangen, so dass sie kaum oder gar nicht augenscheinlich werden. Die Krankheit ist dann möglicherweise schon Jahre lang latent vorhanden. Wenn sich die Symptome erst einmal zeigen, dann *macht es den Eindruck*, als gehe es schneller.

Eine kognitive Reserve kann man beispielsweise mit einer anspruchsvollen sportlichen Betätigung aufbauen, mit Aktivitäten, bei denen man sich immer weiter verbessern will, durch Schulbildung oder Studium oder durch einen anspruchsvollen Beruf mit täglichen Herausforderungen. Dazu kann durchaus auch der unangenehme Kollege zählen, mit dem man sich täglich herumschlagen muss! Damit keine Missverständnisse aufkommen: Auch eine Hauptschule oder berufsbildende Schule kann zur kognitiven Reserve beitragen, insofern sie für das Kind eine Herausforderung darstellt. Wenn man also «niedrige» Schulbildung als einen Risikofaktor für Demenz betrachtet, dann meint man damit «niedrig» für jemanden, der das Potenzial für eine höhere Bildung hat und der also sein Potenzial nicht ausschöpft. Wir sollten aber bemüht sein, auf jedem Niveau und in jeder Lebensphase nach den Sternen zu greifen.

2 Im Pflegeheim

«Meine Mutter hat ihr Leben lang schwer gearbeitet, nun hat sie sich ein wenig Ruhe verdient.»

«Ganz gleich, wie das konkret gehen soll, aber mein Vater darf auf keinen Fall stürzen.»

«Mit erlebnisorientierter Pflege ist nicht Bewegungslosigkeit gemeint.»

So lange wie möglich zu Hause bleiben?

Die Bewohner eines Pflegeheims sind – sowohl geistig als auch körperlich – häufig in einem mehr oder weniger schlechten Zustand. Aus diesem Grund wurden sie ja auch aufgenommen. Dass nur noch Menschen in einem derart schlechten Zustand in ein Pflegeheim kommen, ist die Folge einer jahrelangen Politik: möglichst lange zu Hause zu bleiben, «bis es gar nicht mehr anders geht». Diese Maxime hat definitiv Vor-, aber auch Nachteile.

Wenn ich bei Veranstaltungen die Älteren im Publikum frage, was ihr kostbarster Besitz sei, dann rufen alle: «Meine Selbständigkeit!» Für die meisten ist Abhängigkeit von anderen die Schreckensvorstellung vom Alter schlechthin. Selbständig leben zu können bedingt vor allem Hirnfunktionen, bei denen auch der präfrontale Kortex beteiligt ist. Das betrifft Funktionen wie Planen und das sogenannte *Set-Shifting*, also die Fähigkeit, im schnellen, flexiblen und zielgenauen Wechsel die Aufmerksamkeit auf verschiedene Zielreize richten zu können. Ich werde im Folgenden noch näher auf das Set-Shifting eingehen.

Wenn man für sich selbst sorgen will, muss man auch planen, was es zu Essen geben soll; man muss Treppen steigen, auch wenn vielleicht die Knie schmerzen, zum Supermarkt gehen und dort bezahlen, die Einkäufe nach Hause tragen, Essen kochen, kurz: den Alltag bewältigen. Das ist ideal für das alternde Gehirn! Denn gerade der Frontallappen (der präfrontale Kortex) muss stimuliert werden, er braucht die Sorgen des Alltags, die tagein, tagaus eine Lösung erfordern. Dadurch nimmt der Stoffwechsel in diesem Hirnareal zu und die genannten Funktionen bleiben so lange wie möglich erhalten. Dass das Personal eines Pflegeheims einem diese täglichen Sorgen abnimmt, ist freundlich und verständlich, doch zugleich auch ungemein bedauerlich, denn damit erhöht sich das Risiko des Pflegebedürftigen, seine Selbständigkeit zu verlieren. Gut gemeint kann auch schlecht sein!

Greifkraft als Gesundheitsmaß

So lange wie möglich zu Hause zu bleiben kann und wird in vielen Fällen dazu führen, dass ein älterer Mensch immer *schlechter* für sich sorgen kann, und zwar sowohl was die tägliche Körperpflege als auch die sonstige Lebensführung angeht. In der Fachliteratur gibt es viele Informationen darüber, welche Folgen es für die Lebensqualität haben kann, wenn beispielsweise die Greifkraft der Hände nachlässt. Letztlich kann man an weniger Kraft in den Händen sogar vorzeitig sterben.[1] Das liegt daran, so simpel das auch klingen mag, dass man unter anderem weniger gut Konservendosen und Lebensmittelverpackungen öffnen und Medikamente aus der Verpackung holen kann. All dies führt gegebenenfalls wiederum zur Verschlechterung des körperlichen Zustands. So geht es mit der Gesundheit bergab, die Menschen kommen seltener aus dem Haus, die sozialen Kontakte nehmen ab. Es entsteht ein Teufelskreis, der schließlich zu Vereinsamung führen kann. Und eine bekannte Folge von Einsamkeit ist wiederum Stress.

Einsamkeit und Stress

Laut dem niederländischen Ouderenfonds fühlen sich eine Million der niederländischen Senioren einsam, davon 200 000 sehr einsam. Diese Menschen haben nur alle vier Wochen einmal sozialen Kontakt.[2] Auch die Wissenschaft interessiert sich für Einsamkeit.[3] Man hat festgestellt, dass es einen Zusammenhang zwischen Einsamkeit, Langeweile und kognitiver

Verschlechterung gibt. Zu wenig Gesellschaft und emotionaler Rückhalt kann dazu noch beitragen. Man geht zudem davon aus, dass Einsamkeit die kognitive Reserve beschädigt, denn die neuronalen Systeme, die bei sozialen Kontakten eine Rolle spielen, werden dann zu wenig gefordert. Obendrein sind einsame Menschen mit zu wenigen Reizen konfrontiert – ebenfalls ein Faktor, der eine weitere Verschlechterung der kognitiven Funktionen mitbewirken kann.

Einsamkeit hat noch andere negative Folgen. Fehlt der emotionale Rückhalt, werden Sorgen über die eigene Gesundheit oder die anderer Personen nicht mehr geteilt, es entsteht also häufig das Gefühl, dass man ganz auf sich gestellt ist. Das kann zu Stress führen.[4] Dass man Stress, vor allem chronischen, so gut als möglich vermeiden muss, weil er schädlich für die Gesundheit ist, weiß man zur Genüge. Weniger bekannt ist hingegen, dass chronischer Stress auch die Funktionsweisen verschiedener Hirnareale schädigen kann.

Ein in diesem Zusammenhang eingehend untersuchter Hirnbereich ist der Hippocampus.[5] Dieser befindet sich an der Innenseite des Temporal- oder Schläfenlappens und ist äußerst wichtig für Lern- und Gedächtnisprozesse, auch für das Verarbeiten von visuell-räumlichen Informationen. Dank des Hippocampus kann man sich gut in einem Raum bewegen, ohne irgendwo anzustoßen, man findet sich in der näheren Umgebung zurecht und manövriert Fahrrad oder Auto durch den Verkehr. Der Hippocampus altert leicht und wird durch Demenz, beispielsweise Alzheimer, stark beeinträchtigt. Nicht nur die Vergesslichkeit im Alter oder gar der Gedächtnisverlust bei Demenz sind Zeichen dieser Verletzlichkeit, sondern auch, wenn man sich als alter Mensch ab und zu in der näheren Umgebung verläuft und von der Polizei nach Hause gebracht werden muss. Wenn man im Pflegeheim sein Zimmer nicht mehr findet oder sich im Wohnviertel verläuft, ist das natürlich ebenfalls ein Stressfaktor.

Was geschieht also im Gehirn, wenn chronischer Stress zu-

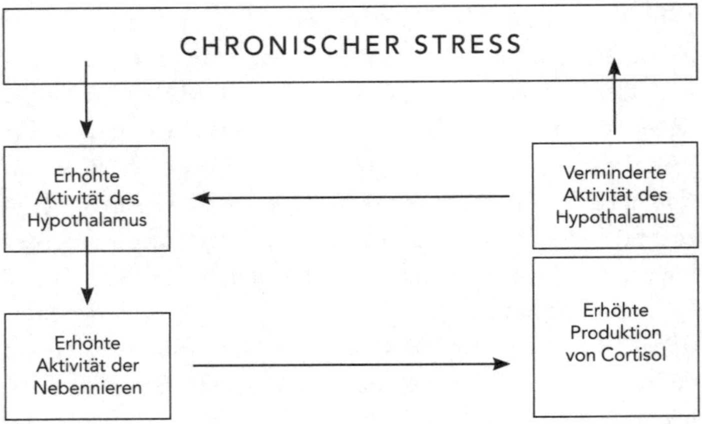

Abbildung 4: Der Stress-Teufelskreis des Gehirns

nimmt? Normalerweise hemmt der Hippocampus den Hypothalamus, den Hirnbereich, der am Beginn der Stress- oder HHN-Achse (Hypothalamus-Hypophysen-Nebennieren-Achse)[6] steht. Bei Stress produziert die Nebennierenrinde das Stresshormon Cortisol. Wird, wie bei chronischem Stress der Fall, zu viel davon produziert, ist das schädlich für den Hippocampus. Dieser hemmt den Hypothalamus dann schlechter, wodurch noch mehr Cortisol produziert und der Hippocampus noch mehr beschädigt wird. So entsteht ein Teufelskreis für das Gehirn.

Nun kommt das Entscheidende: Die Aktivität des Hippocampus nimmt bei körperlicher Betätigung zu. Anders gesagt, physische Anstrengung, etwa schnelles Gehen, hat einen günstigen Effekt auf den Hippocampus und damit auf den Abbau von Stress. Der dargestellte Teufelskreis ist bei genauerer Betrachtung wirklich erschreckend: Einsamkeit bedeutet weniger körperliche Aktivität, weil man mit weniger sozialen Kontakten weniger das Haus verlässt und auch weniger Lust dazu hat, denn Einsamkeit kann auch zu Depressionen führen.[7] Sollte man also ins Pflegeheim gehen, wenn es nicht mehr geht?

Im Pflegeheim

Wissenschaftliche Studien darüber, wie viele Stunden Menschen in einem Pflegeheim im Sitzen verbringen oder welche nachteilige Folgen das Sitzen für diese Menschen hat, gibt es kaum. Immerhin wurde jüngst eine Studie über die körperliche Aktivität von neunzehn Bewohnerinnen eines Pflegeheims durchgeführt.[8] Sie litten an keiner ausgeprägten Demenz und hatten auch keine neurologischen Erkrankungen wie beispielsweise einen Schlaganfall. Die Ergebnisse zeigen, dass die Frauen zwischen 10 und 16 Uhr ungefähr 18 Prozent ihrer Zeit im Gehen, 7,5 Prozent im Stehen, gut 55 Prozent im Sitzen und rund 17 Prozent im Liegen verbrachten. Die Wissenschaftler schließen daraus, dass diese Frauen ein sedentäres (also inaktives) Leben führen, denn gemessen wurden die aktivsten Stunden des Tages. Genau dieser körperlichen Inaktivität, bei der man auf einem Stuhl sitzt (eigentlich hängt), begegnet man besonders häufig in psychogeriatrischen Stationen von Pflegeheimen.

Mein Stein des Anstoßes

Das ist genau mein Thema. Wohlbemerkt übe ich hier keine Kritik an den Pflegekräften, im Gegenteil. Sie arbeiten schwer und mit viel Liebe, können jedoch oft nicht mehr leisten als die Grundversorgung wie duschen, waschen, anziehen und für die Mahlzeiten sorgen. Meist reicht für einen Spaziergang mit dem pflegebedürftigen Menschen die Zeit nicht – dabei wäre ein Spaziergang im Freien natürlich ideal, denn dann könnte der Pflegebedürftige auch noch von der Sonne profitieren. Professor Van Someren ist auf diesem Gebiet eine Koryphäe in den Niederlanden und darüber hinaus. Gemeinsam mit seiner Forschungsgruppe hat er etwa nachgewiesen, dass sich eine Behandlung mit Licht derselben Intensität wie

Tageslicht positiv auf die Qualität der Nachtruhe und die kognitive Leistung von Demenzkranken auswirkt. Auch ein Pflegeheimbewohner, der nicht mehr laufen kann, könnte von der Wirkung des Sonnenlichts profitieren, wenn er mit dem Rollstuhl nach draußen käme. Dass Pflegebedürftige selbst nach draußen gehen oder im Rollstuhl geschoben werden, dass sie zu einem Speisesaal laufen müssen und nicht ihr Essen auf dem Zimmer serviert bekommen, wo sie ohnehin den ganzen Tag sitzen, oder dass sie an einer musikalischen Veranstaltung im Hauptgebäude teilnehmen, geschieht jedoch viel zu selten.

Nicht das Pflegepersonal muss auf diese Missstände hingewiesen werden, sondern die Träger und die Politik. Und wir müssen auch über Geld sprechen, denn im Pflegesektor wird noch immer auf finanzielle Sachzwänge verwiesen, um die Inaktivität der Pflegebedürftigen zu begründen.

Geld

Wenn ich mit beginnender Demenz, aber in noch guter körperlicher Verfassung ins Pflegeheim gehe, kostet es Geld, mich aktiv zu halten. Möglicherweise kommen ein Aktivitätsbegleiter, Physiotherapeut und Ergotherapeut zum Einsatz – doch dank ihrer Arbeit und Pflege bin ich aktiver und gesünder, so dass ich länger nur *eingeschränkte* Pflege benötige. Doch nun treten die berüchtigten Sachzwänge auf den Plan. Die Einrichtung bekommt mehr Geld, je mehr Pflege ich erhalte. Mit anderen Worten: Eine niedrige Pflegestufe (die Person braucht Hilfe, aber nur in geringem Maß) bringt dem Pflegeheim weniger Geld ein als eine hohe Pflegestufe. Dem Pflegeheim dürfte also gar nicht daran gelegen sein, dass die Pflegebedürftigen möglichst aktiv sind. Das kostet nur, bringt aber im Gegenzug nichts ein. Fazit: Es muss wirklich ein ausgesprochener Wille vorhanden sein, die Lebensqualität der Bewohner über finanzielle Aspekte zu stellen. Es gibt durchaus Pflegeheime, denen das gelingt. Doch bei sehr vielen ist dies nicht der Fall.

Immobilität

Sich nicht oder zu wenig zu bewegen ist für das Gehirn nicht gut. Doch das ist noch nicht alles. Laut einer aktuellen Studie war in einem Pflegeheim mit 508 Betten bei 42 von insgesamt 118 Verstorbenen innerhalb eines Jahres die Todesursache Immobilität.[9] Ebenfalls als Folge von Immobilität können «Kontrakturen» entstehen, das sind Bewegungseinschränkungen der Gelenke.[10] 2005 hatten in den Vereinigten Staaten 386 000 Menschen in Pflegeheimen mit Kontrakturen zu kämpfen – verglichen mit den Zahlen von 1999 ist das eine Steigerung von 20 Prozent. Kontrakturen entstehen, wenn jemand in seiner Bewegungsfreiheit eingeschränkt ist, weil er beispielsweise ständig auf einem Stuhl sitzen oder in einem Bett mit Gittern liegen muss, so dass er nicht selbständig aufstehen kann, oder wenn die Hilfe fehlt, um eine unselbständige Person zu mobilisieren. Ist eine Kontraktur erst einmal entstanden, schmerzt jede Bewegung des betroffenen Gelenks, auch passiv, wenn also das Gelenk extern bewegt *wird*. An der Gelenkkapsel befinden sich nämlich viele Schmerzrezeptoren. Einer Studie von 2008 zufolge litten 167 von 273 Pflegeheimbewohnern an einer Kontraktur – also gut 60 Prozent;[11] 120 davon (also 44 Prozent) hatten eine Kontraktur am Kniegelenk. Darunter waren Menschen, die bewusst in ihrer Bewegungsfreiheit eingeschränkt wurden, weil das Pflegepersonal Verletzungen bei einem möglichen Sturz fürchtete. Dieser Gedanke ist zwar verständlich, aber dennoch falsch. *Wer viel läuft, stürzt zwar gelegentlich, erleidet dabei aber nicht so häufig eine Fraktur. Wirklich anfällig für Knochenbrüche bei Stürzen sind hingegen die immobilen Menschen.*

Eine beeindruckende Studie über Inaktivität in Pflegeheimen stammt von Barbara Bates-Jensen und ihrem Team.[12] Besonders wichtig war die Erkenntnis, dass in den fünfzehn an der Studie teilnehmenden Pflegeheimen ein Großteil der 451 Teilnehmer mehr als siebzehn Stunden täglich im Bett lag! Diese Menschen saßen also noch nicht einmal, obwohl das schlimm genug gewesen wäre. Dieselbe Forschungsgruppe untersuchte auch, welche Faktoren dafür verantwortlich sind, dass Menschen in einem Pflegeheim so lange im Bett liegen.[13] Der entscheidende Faktor für die Anzahl der im Bett verbrachten Stunden, so stellte sich dabei heraus, war das Ausbildungsniveau des Pflegepersonals. Je schlechter also eine Pflegekraft ausgebildet ist, desto mehr Zeit verbrachten die Pflegebedürftigen im Bett – mit allen damit verbundenen Risiken wie der vermehrten Gefahr von Wundliegen (Decubitus).

Um es noch einmal zu wiederholen: Ich übe hier keine Kritik an Pflegekräften mit geringem Ausbildungsniveau. Doch die Betreffenden müssen die Möglichkeit bekommen, sich weiterzubilden, und zwar während der Arbeitszeit und nicht in ihrer Freizeit.

Bewegung auf der Schlaganfallstation

Ein Schlaganfall ist ein Hirnschlag oder Hirninfarkt. Die Wahrscheinlichkeit ist groß, dass infolge eines Schlaganfalls die Motorik von Arm, Hand oder Bein ernstliche Schäden erleidet. Wie wichtig ist körperliche Aktivität für den Heilungsprozess nach einem Schlaganfall? Oder anders gefragt: Wie schädlich ist es für einen Schlaganfallpatienten, wenn er lange Zeit im Bett verbringt?

Vor einiger Zeit wurde untersucht,[14] was mit der Aktivität der Hirnrinde geschieht, wenn eine Person, die keinen Schlaganfall hatte, neunzig Tage lang das Bett hütet. Es überrascht kaum, dass die Aktivität im kortikospinalen System, das für

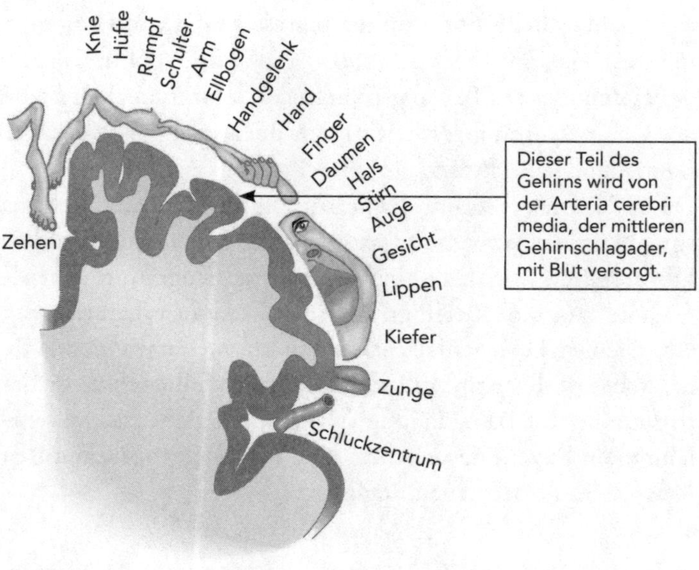

Abbildung 5: Die Darstellung des sogenannten motorischen Homunculus zeigt deutlich, wie groß der Teil des Gehirns ist, der mit der Motorik und den Sinnesempfindungen von Gesicht, Zunge, Händen und Armen betraut ist.

die Motorik von Armen und Beinen wichtig ist, nach dieser langen Periode der Inaktivität nachgelassen hat. Erst zwei Wochen nachdem die Bettruhe wieder aufgehoben war, bildete sie sich wieder zurück. Diese Menschen hatten wohlgemerkt keinen Schlaganfall, sie lagen «einfach nur» neunzig Tage im Bett.

Die Schlaganfallstation ist eine besondere Station im Pflegeheim (und auch im Krankenhaus), in der Menschen nach einem Schlaganfall zur Genesung aufgenommen werden. Wie bereits angedeutet nimmt die Aktivität des kortikospinalen Systems ab, wenn man länger bettlägerig ist. Das kortikospinale System reguliert unter anderem die Motorik des Beins. Verminderte Aktivität eines für die Motorik so wichtigen Systems ist natürlich fatal für jemanden, der gerade eine Lähmung infolge eines Schlaganfalls erlitten hat. Die Patienten einer Schlaganfallstation sollten sich also auf Station bewegen müssen!

Bei den meisten Fällen geschieht der Infarkt an einer Stelle des Gehirns, die äußerst wichtig für die Motorik von Armen, Beinen und Gesicht ist:

Die Arteria cerebri media versorgt große Teile des Gehirns sowohl an der Außenseite wie auch der Innenseite mit Blut. Die betreffenden Areale sind an Motorik, Kognition, Verhalten und Emotion beteiligt. Man kann daran erkennen, wie schädlich ein Schlaganfall für das Funktionieren jener Abläufe ist. Meist ist der Arm nach einem Schlaganfall noch mehr betroffen als das Bein. Häufig ist das Bein richtiggehend gelähmt; der Patient bewegt sich dann mittels der verkrampften Muskeln des betroffenen Beins fort.

Inaktiv und allein

Marleen Huijben, eine meiner Doktorandinnen, führt wissenschaftliche Untersuchungen auf Schlaganfallstationen durch. Sie fand heraus, dass in der Station eines bestimmten Pflegeheims die Patienten 60 Prozent der Zeit alleine waren; es gab also keine Interaktion mit anderen.[15] Anders gesagt, taten die Patienten die meiste Zeit überhaupt *nichts*. Marleen Huijben zeigte, dass sich die «aktive» Zeit auf einer Schlaganfallstation von täglich 103,5 Minuten auf 156,5 Minuten erhöhen lässt.[16] Erfreulicherweise wurde diese Erhöhung auch tatsächlich umgesetzt, und zwar durch den vermehrten Einsatz von Pflegepersonal.

Leider weiß man auch aus anderen Studien, dass die Aktivität in Schlaganfallstationen generell recht knapp bemessen ist: von acht Stunden Interaktion mit Pflegekräften sind beispielsweise nur 31 Minuten «aktive» Zeit.[17] Dabei ist die Zeit, die man auf diesen speziellen Stationen der Aktivität widmet, übrigens immer noch höher als auf den normalen Stationen eines Krankenhauses. Überall liegen und sitzen Menschen stundenlang herum und tun nichts. In unserem speziellen Fall darf man dabei nicht übersehen, dass es um Menschen geht, deren Gehirn beschädigt ist und die für einen optimalen Genesungsprozess Input und Stimulation bitter nötig haben. Der Titel eines Artikels von Julie Bernhard und Kollegen (2004) über Patienten, die sich nach einem Schlaganfall in einer Schlaganfallstation befinden, sagt eigentlich alles: «Inactive and Alone». Selbst Menschen mit einem leichten Schlaganfall verbrachten 2004 nur gut 10 Prozent des aktiven Tages (zwischen 8.00 und 17.00 Uhr) mit Gehen.

Still sitzen: Apathie oder Schmerz?

Sehen Sie sich das Foto auf der nächsten Seite gut an. Diese Frau sitzt leicht zusammengesackt und nach links geneigt. Vielleicht schläft sie, vielleicht hat sie einen Schlaganfall erlitten und ist halbseitig gelähmt. Sie sitzt vor einer Aufzugtür, aber nicht direkt davor, um «mitzufahren», vielleicht will sie das auch gar nicht. Das Lämpchen des Aufzugs leuchtet nicht, und es steht auch niemand sonst da. Sie macht nicht den Eindruck, als würde sie schnell in den Aufzug fahren, sobald die Tür aufgeht. Vielleicht ist sie nur dort «geparkt» und sitzt schon seit Stunden apathisch da. Oder vielleicht leidet sie an Demenz und zeigt die häufig damit einhergehende typische Apathie. Wenn jemand den ganzen Tag über oder viele Stunden still sitzt und selbst so gut wie keine Initiative ergreift, denken selbst Pflegekräfte in erster Linie an eine solche, ihnen geläufige Apathie.

Möglicherweise sitzt die Frau auf dem Foto aber auch deshalb so still und unbeweglich da, weil sie Schmerzen hat. Angenommen, jede Bewegung tut weh oder löst ein äußerst unangenehmes Gefühl aus, was würden Sie dann an ihrer Stelle tun? Natürlich ruhig sitzen bleiben, oder? Eine bestimmte Form von Schmerz kann dieses Verhalten erklären.

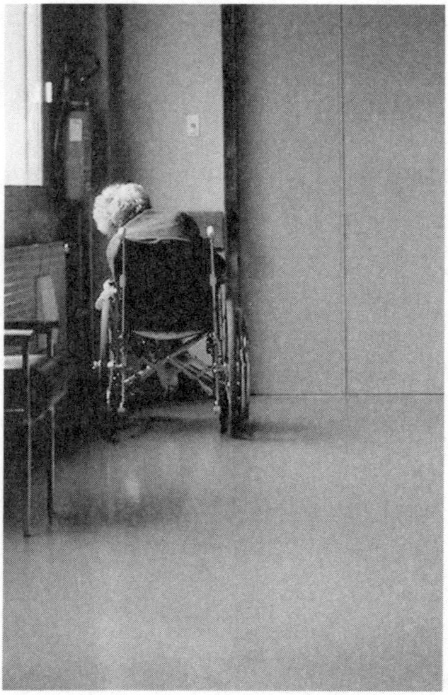

Abbildung 6: Apathie oder Schmerz?

Zentraler neuropathischer Schmerz

Der Name verrät es bereits: Dieser Schmerz entsteht direkt im *zentralen* Nervensystem, also im Gehirn selbst. Das heißt nicht, dass er sich als eine Art Kopfschmerz darstellt; zentraler neuropathischer Schmerz kann überall wahrgenommen werden, auch in einem Bein, oder einem Teil davon, einem Arm, oder einem Teil davon, oder im Unterleib. Bei der Untersuchung des Bereichs, in dem der Schmerz auftritt, finden wir jedoch nichts, das auf den Schmerz hinweist. Denn dieser rührt, wie gesagt, aus dem zentralen Nervensystem her und nicht von der Stelle, die der Patient angibt. Wie entsteht ein solcher Schmerz, und warum will der Patient zur Schmerzvermeidung möglichst still sitzen?

Im Gehirn gibt es viele Areale und Bahnsysteme, die mit

dem Schmerzempfinden zu tun haben. Ihren Ursprung haben sie im Hirnstamm. Die nach oben führenden Bahnen transportieren Reize vom Rückenmark zur Hirnrinde, welche letztendlich zum Schmerzempfinden führen. Eines der Areale, in dem Schmerzempfinden stattfindet, ist der mitten im Gehirn gelegene Thalamus. Zur Verdeutlichung: ohne Gehirn kein Schmerz! Der Thalamus funktioniert vor allem dann sehr gut, wenn die Reize aus dem Körper «störungsfrei» über intakte aufsteigende Bahnsysteme eintreffen.

Dazu muss man wissen, dass die Bahnsysteme «weiß» sind und daher auch «weiße Substanz» genannt werden, während die Nervenzellen die «graue Substanz» bilden. Die weiße Substanz (die Farbe kommt von dem Myelin, das die Nervenbahnen umgibt und für das Weiterleiten der Reize sorgt) ist sehr empfindlich gegen Durchblutungsstörungen. Bei einem Schlaganfall oder vaskulärer Demenz (Demenz aufgrund von Gefäßveränderungen) nimmt die weiße Substanz häufig großen Schaden. Dann erhält der Thalamus gestörte sensorische Informationen vom Körper. Und wenn die hereinströmenden Informationen gestört oder teilweise lückenhaft sind, füllt der Thalamus alle fehlenden Informationen selbst auf. Eine Folge davon ist, dass er einen sogenannten Schmerzkreislauf im Gehirn in Gang setzt. Dadurch kann man in einem bestimmten Körperteil Schmerz empfinden, ohne dass dort tatsächlich etwas im Argen liegt.

Allodynie

Was genau geschieht nun beim zentralen neuropathischen Schmerz, der dazu führt, dass man sich nicht mehr bewegen will, um den Schmerz oder das unangenehme Gefühl zu vermeiden? Wie gesagt, treffen die sensorischen Informationen aus dem Körper «gestört» im Thalamus ein. Eine derartige Störung der aufsteigenden Bahnen bewirkt unter anderem, dass selbst eine *sanfte Berührung* im Gehirn als etwas sehr Schmerzhaftes «übersetzt» wird; deshalb reagiert der Patient heftig. Oft wundert sich das Pflegepersonal, was los ist: «Ich habe den Patienten kaum berührt, aber er reagierte, als hätte ich ihm sehr weh getan!» Dieses Phänomen nennt man Allodynie.

Angenommen, die Frau vor dem Aufzug leidet unter Allodynie, dann wird möglicherweise bei jeder Bewegung die normale Information aus Gelenken und Muskeln durch ihren Thalamus falsch interpretiert, was zum zentralen neuropathischen Schmerz führt. Diese Frau ist dann nicht apathisch, sie hat Angst vor Schmerzen!

Drückende Pantoffeln

Doch bei älteren Menschen ist auch das umgekehrte Verhalten festzustellen: Sie sind wie getrieben, statt still sitzen zu können. Häufig wird diese Agitation als (normales) Symptom der Demenz gesehen, mit der Folge, dass man letztendlich zu sedierenden Medikamenten greift. Das ist verständlich, doch es wäre gut, zunächst andere Ursachen für das agitierte Verhalten auszuschließen, beispielsweise den zentralen neuropathischen Schmerz. Dazu ein Fall aus der Praxis: Eine ältere Dame mit Demenz, die in einer psychogeriatrischen Abteilung wohnte, wurde zunehmend agitiert und unruhig. Im Team wurde die Situation besprochen, und es wurden verschiedene Vorschläge gemacht, um die Agitation zu reduzieren. Man könnte mit ihr spazieren gehen, für etwas Ablenkung sorgen, sich mit ihr unterhalten; schließlich wollte man es zunächst damit versuchen und als letztes Mittel vielleicht sedierende Medikamente einsetzen. Während des Gesprächs über ihren körperlichen Zustand wies jemand darauf hin, dass die Dame zuletzt viel Wasser in den Füßen einlagerte. Ihre Pantoffeln waren zu eng geworden, was man an Abdrücken an Fußgelenken und Füßen erkennen konnte. Spätestens jetzt ahnen wir es: Der Druck der engen Pantoffeln auf die Haut genügte, um einen zentralen neuropathischen Schmerz auszulösen; sie litt also an Allodynie. Glücklicherweise hatte man noch nicht mit der sedierenden Medikation begonnen und konnte die Ursache für ihr agitiertes Verhalten einfach beseitigen. Dieser Fall fand ein gutes Ende – doch wie oft mag es vorkommen, dass Menschen unruhig und agitiert werden, weil irgendetwas an ihrem Körper zwickt und kneift, wir aber sofort und allein an die neuropathologische Agitation denken, die ach so gut ins Krankheitsbild der Demenz passt …

3 Im Krankenhaus

«Seit meinem Krankenhausaufenthalt geht es überhaupt
nicht mehr», sagt eine fünfundachtzigjährige Frau,
die in einem Pflegeheim im Bett liegt.[1]

Eine Neunundachtzigjährige sagt:
«Zweimal war ich im Krankenhaus,
beide Male lag ich im Bett.»[2]

«Sie haben mich einfach liegen lassen.»

Bettruhe und Krankenhaus

«Evolution of Bed Rest as a Clinical Intervention» lautet der Titel eines schönen Essays der kanadischen Wissenschaftlerin Anne Sprague (2004). Sie zitiert Hippokrates, der bereits im fünften Jahrhundert vor Christus über den Stellenwert von Ruhe in der Heilkunde sprach. Ein Zitat des Philosophen aus ihrem Essay: «Ruhe hat, wenn es um Schmerzen geht, eine heilende Wirkung auf alle Funktionsstörungen des Körpers, doch wenn der gesamte Körper zu viel ruht, über das normale Maß hinaus, dann nimmt die Kraft nicht zu. Im Gegenteil, wenn man nach einer langen Periode der Inaktivität abrupt mit Übungen beginnt, kann sogar eine Verschlechterung auftreten.» Diese Erkenntnis ist also mehr als 2500 Jahre alt.

Sprague schreibt unter anderem darüber, wie die Bettruhe im Lauf der Jahrhunderte an die klinische Praxis angepasst wurde. Vor dem 19. Jahrhundert war kaum die Rede von Ruhe: Im Bett zu liegen bedeutete einen Einkommensausfall. 1860 wies ein gewisser Dr. John Hilton auf den möglicherweise heilenden Effekt von Bettruhe hin. Bettruhe konnte Knochenbrüche heilen, warum also nicht auch andere Krankheiten? Diese Ansicht wurde von vielen Kliniken falsch interpretiert. Sie dachten nämlich, dass die meisten Patienten im Bett liegen müssten, in vielen Fällen sogar für unbestimmte Zeit. Im Bett würde man von *jeder* Krankheit genesen. Bettruhe als Basis für medizinische und pflegerische Hilfe wurde bis in die fünfziger Jahre propagiert. Patienten mit Herzinfarkt, Herzversagen, rheumatischem Fieber und psychiatrischen Krankheiten wurde ausschließlich Bettruhe verordnet, weil man davon ausging, dass das Liegen mehr bewirkt, als nur die Erschöpfung zu mindern. Das galt auch für Tuberkulosepatienten (TBC), die in einem Sanatorium im Freien in einem Bett liegen mussten.

In den fünfziger Jahren veränderten sich allmählich die Vorstellungen über die Heilwirkung von ausgedehnter Bettruhe. Der veränderte Blickwinkel lässt sich unter anderem auf den Zweiten Weltkrieg zurückführen. Verwundete Soldaten, die zur Unterstützung ihrer Kameraden *zügig* zu ihrer Einheit zurückmussten, erholten sich offenbar wesentlich schneller von ihrer Verwundung. Daraufhin wurden Patienten nach einer Operation viel früher zu Aktivität ermutigt, und zugleich wurde von Bettruhe abgeraten.

Körperliche (In-)Aktivität und das Risiko einer Krankenhausaufnahme

Eine umfangreiche Studie untersuchte bei 695 älteren Menschen in den USA den Zusammenhang zwischen dem Maß an Bewegung und der Wahrscheinlichkeit, ins Krankenhaus eingewiesen zu werden.[3] Die Probanden waren alle älter als 57 Jahre, die Hälfte von ihnen hatte eine schlechte bis mäßige Gesundheit (beinahe 77 Prozent litten an Bluthochdruck), und sie gehörten alle einer unteren sozioökonomischen Schicht an (ungefähr 75 Prozent verdienten weniger als 1000 Dollar im Monat, und mehr als 67 Prozent hatten keinen mittleren Schulabschluss). Die Probanden mussten in den zwölf Monaten vor der Studie mindestens einmal eine Art Hausarztpraxis besucht haben, die an ein Krankenhaus angeschlossen war. Die Ergebnisse zeigen Folgendes: 38 Prozent gaben an, überhaupt nicht zu Fuß zu gehen, 49 Prozent gingen weniger als 119 Minuten pro Woche zu Fuß und nur 13 Prozent mehr als 120 Minuten wöchentlich! Nur bei Letzteren lässt sich überhaupt ein (freilich nie ursächlicher) Zusammenhang konstatieren zwischen dem Gehen und einem *verminderten* Risiko, in der Notaufnahme eines Krankenhauses zu landen.

Übereinstimmende Ergebnisse finden wir in einer kanadischen Studie mit 18 196 mindestens fünfundsechzig Jahre alten Probanden.[4] Dieser Studie zufolge ist körperliche Aktivität umgekehrt proportional zu der Wahrscheinlichkeit einer Aufnahme im Krankenhaus. Je mehr man körperlich aktiv ist, desto geringer ist das Risiko, ins Krankenhaus zu kommen. Obendrein, so die Ergebnisse der Studie, können inaktive ältere Menschen die Dauer eines potenziellen Krankenhausaufenthalts reduzieren, wenn sie täglich zwanzig Minuten mehr spazieren gehen. Das bedeutet eine enorme Kostenersparnis – sofern die Betroffenen ihr Pensum wirklich absolvieren.

Auch eine über einen Zeitraum von sechzehn Jahren laufende Studie ergab, dass körperliche Inaktivität die Aufenthaltsdauer im Krankenhaus erhöhen kann, weil Bewegungsmangel förderlich für eine Herzgefäßerkrankung ist.[5] Natürlich birgt vermehrte körperliche Aktivität auch Risiken, nämlich ein höheres Verletzungsrisiko, das wiederum zu einer längeren Aufenthaltsdauer im Krankenhaus führt. Doch Sportverletzungen, so unangenehm sie auch sein mögen, sind allemal ein anderes Kaliber als eine Herzerkrankung.

An besagter Studie nahmen Männer und Frauen im Alter von 19 bis 63 Jahren teil. Sie wurden in drei Gruppen eingeteilt: geringe, mittlere und vermehrte Aktivität.[6] Die körperliche Aktivität wurde in einem Zeitraum von zwölf Monaten vor der Studie gemessen. Laut der Studie verbrachten – ungeachtet der Gründe für die Krankenhausaufnahme – Männer mit einem niedrigen Energieverbrauch in ihrer Freizeit 36 Prozent mehr Tage im Krankenhaus als aktive Männer und inaktive Frauen 23 Prozent mehr als aktive Frauen.

Wenn alle inaktiven Menschen aktiv würden, so die Schlussfolgerung dieser breit angelegten Studie, würde der Gesamtbedarf für die medizinische Versorgung niedriger ausfallen, selbst wenn die Kosten für die medizinische Behandlung von Verletzungen und Unfällen hinzukämen.

Körperliche Inaktivität im Krankenhaus

Was geschieht eigentlich mit unserem Körper, wenn man ins Krankenhaus kommt? Für eine Aussage darüber muss man die Gründe für den Krankenhausaufenthalt berücksichtigen, beispielsweise, ob der Patient zur Beobachtung oder für eine Operation aufgenommen wurde. Ob es sich um eine Herzoperation oder eine Operation an der Hüfte handelt, macht einen großen Unterschied, besonders hinsichtlich des Zustands, in dem eine Person eingeliefert wird. Diese und viele andere Punkte spielen eine große Rolle, wenn es darum geht, welchen positiven Beitrag das Krankenhaus zur körperlichen Aktivität des Patienten leisten kann. Als Beispiel stelle ich eine Untersuchung vor, die die Relation von verschiedenen Formen von Krankenhausaufenthalten zu Bewegung beleuchtet.

45 Patienten, alle älter als fünfundsechzig Jahre, nahmen an dieser Untersuchung teil.[7] Niemand musste operiert werden. Auch Menschen, deren kognitiver Zustand sich leicht verschlechterte, durften teilnehmen. Die Wissenschaftler wollten wissen, wie aktiv die Teilnehmer während der ersten vier Tage mit Bettruhe waren. Die körperliche Aktivität wurde mit Mobilitätsmonitoren am Oberschenkel oder dem Fußgelenk der Probanden gemessen. Man kann damit verschiedene Niveaus von Mobilität messen, wie liegen, sitzen, stehen oder laufen. Und das kam dabei heraus: Auch wenn kein Patient den ganzen Tag im Bett lag, so verbrachte die Gruppe insgesamt doch mehr als 80 Prozent der Zeit im Bett! Fünfzehn Patienten lagen sogar mehr als 90 Prozent ihres Krankenhausaufenthalts im Bett! Außerdem, so zeigte sich, wurden durchschnittlich zwischen 10 und 20 Prozent des Krankenhausaufenthalts im Sitzen verbracht und nur 5 bis 8 Prozent im Stehen oder Gehen. Die Wissenschaftler schließen daraus, dass Patienten im Krankenhaus vor allem *liegen* – und zwar durchschnittlich 20 von 24 Stunden. Außerhalb des Bettes verbrachte man offenbar nur sehr wenig Zeit, selbst wenn die

Patienten sich bei der Aufnahme in einem recht guten Zustand befanden. Das ist ein ziemlich erschreckendes Ergebnis!

Warum liegen wir eigentlich innerhalb von einer halben Stunde nach Ankunft im Krankenhaus mit Schlafanzug im Bett? Warum ist der Fernsehraum der Station das weiteste Ziel, das man vom Bett aus ansteuert? Vielleicht denken wir: Ich bin krank, sonst wäre ich nicht im Krankenhaus. Also ist es logisch, dass ich liegen muss. Doch all dieses Liegen im Krankenhaus bringt gewaltige Nachteile mit sich. Wussten Sie, dass zu wenig körperliche Aktivität während eines Krankenhausaufenthaltes einen zusätzlichen Stressfaktor für die Gesundheit bedeutet?[8] Durch Studien hat man herausgefunden, dass die Fähigkeit, für den täglichen Lebensunterhalt tätig zu werden, während eines Krankenhausaufenthalts gemindert wird, was sich noch bis zu einen Monat nach der Entlassung aus dem Krankenhaus bemerkbar machen kann.[9]

Während des Krankenhausaufenthalts sind unter anderem verminderte Mobilität, Mangel an Sinnesreizen, weil man immer nur im Bett liegt, eine «feindliche» Umgebung und eine geringere Essensaufnahme wichtige Ursachen dafür, dass Alltagsaufgaben immer schlechter durchgeführt werden können.[10] Weniger mobil wird man durch Katheter oder Tropf, durch Erschöpfung oder wenn der beste Fernsehplatz das Bett ist.[11] Logischerweise haben die Menschen, die bereits vor dem Krankenhausaufenthalt nicht mehr mobil waren, ein erhöhtes Risiko. So betrachtet, ist das Krankenhaus in gewisser Hinsicht und für gewisse Patienten kein guter Ort zum Genesen.

Schon vor zwanzig Jahren stellte man fest, dass die Hälfte der Patienten in einem Krankenhausbett dort aus nichtmedizinischen Gründen liegt.[12] Und sie *liegen* nicht nur, sie tun auch fast den ganzen Tag nichts.[13] Sie sind ziellos.[14] Kurzum, ein Krankenhausaufenthalt ist eine Periode körperlicher Inaktivität. Auch die soziale Interaktion ist eingeschränkt, und das nicht nur aufgrund der physischen Umstände, sondern auch aufgrund des Zeitmangels von Pflegern und Ärzten. Ein Patientenclub kann während eines Krankenhausaufenthalts für Stimulierung und Motivation sorgen.[15]

Selbst messen, wie aktiv jemand ist

Nur um klarzustellen, wie problematisch Bewegungsmangel ist: Immobilität scheint auch ein unabhängiger Risikofaktor für den Tod *im* Krankenhaus zu sein.[16] An einer Studie von Silva und anderen nahmen 856 Senioren teil (Durchschnittsalter 78,43), die alle zwischen Februar 2004 und Oktober 2007 ins Krankenhaus kamen. In dieser Zeitspanne verstarben 140 Menschen nach der Aufnahme. Auch andere Wissenschaftler halten geringe Mobilität für ein unabhängiges Kriterium zur Beurteilung des Risikos, im Krankenhaus zu sterben.[17]

Ein einfaches Instrument, um zu messen, wie aktiv jemand ist, ist das Hospital Admission Risk Profile (HARP).[18] Dieses Instrument fragt vor allem zwei Punkte vor der Aufnahme ins Krankenhaus ab: die täglichen Aktivitäten des Patienten, etwa Einkäufe machen, Überweisungen tätigen, und das globale kognitive Leistungsvermögen,[19] also etwa in der Lage sein, den jeweiligen Wochentag, den Monat und das Jahr zu benennen, sich drei Wörter zu merken, sich einen vollständigen Satz auszudenken. Mit Hilfe des HARP lässt sich recht einfach bestimmen, auf welchem Niveau jemand «funktioniert», und wie wahrscheinlich es ist, dass er einen Krankenhausaufenthalt überlebt.[20]

Bettlägerig – auch zu Hause

Die deutsche Wissenschaftlerin Angelika Zegelin beschrieb 2008 ein Phasenmodell für Bettlägerigkeit. Letzteres umfasst 24 Stunden täglich im Bett zu liegen, den Tag halb sitzend im

Bett zu verbringen oder längs der Bettkante zu sitzen. Nach diesem Modell ist Bettlägerigkeit ein fortschreitender Prozess und durchläuft folgende Phasen: 1) Instabilität; 2) ein Vorfall, beispielsweise ein Sturz; 3) Immobilität im Zimmer, es gibt also nicht genügend Platz im Zimmer, um sich ausreichend zu bewegen; 4) Gebundenheit an einen bestimmten Platz im Zimmer, Bett oder Rollstuhl; 5) vollständige Bettlägerigkeit. Diese Phasen gehen ineinander über. Ausschlaggebend dafür, dass Menschen in diesen Prozess geraten, ist unter anderem die «Haltung» desjenigen Menschen, der für sie sorgt, beispielsweise ein Familienmitglied. Wenn die Familie der Meinung ist, es sei das Beste für Oma, oben im Bett zu liegen, dann geschieht das auch, und es wird wenig unternommen, das zu verändern. Wenn professionelle Pfleger der Meinung sind, dass Siebzigjährige mit ihrem Leben eigentlich so ziemlich abgeschlossen haben, und wenn sie zudem nicht gut wissen, wie sie jemanden mobilisieren können, dann ändert sich an der Bettlägerigkeit kaum etwas.

Was bedeuten die verschiedenen Phasen konkret?

1. Instabilität: Viele Menschen hatten bereits Schwierigkeiten beim Gehen, bevor sie immobil wurden. Sie empfinden Schwindel dabei und bewegen sich sehr vorsichtig fort. Die meisten Menschen gingen bereits mit einem Stock oder Rollator oder hielten sich an Möbeln fest. Und sie alle sind schon einmal gestürzt.
2. Ein Vorfall ereignete sich, beispielsweise ein Sturz oder ein Krankenhausaufenthalt: Beides trägt wesentlich zu Immobilität bei. Menschen bleiben im Bett liegen, wissen häufig nicht, wohin sie im Krankenhaus gehen können. Sie haben das Gefühl, sie müssten jederzeit abrufbereit für das medizinische Personal sein. Auch ein «Beinahe-Sturz» oder die Angst vor einem Sturz fördert Immobilität. So oder so erscheint diesen Menschen das Liegen im Krankenhaus als «normal». Die Umsetzbarkeit des Wunsches,

vom Bett an einen anderen Ort gebracht zu werden, wird größtenteils von den Fähigkeiten der Pflegekräfte bestimmt. Wenn der Patient merkt, dass sie das nicht gut können, und die Fähigkeit oder das Geschick nicht besitzen, ihm Hilfestellung zu geben, damit er in Bewegung kommen kann, wird er diese Hilfe immer weniger in Anspruch nehmen und immer häufiger im Bett bleiben.

3. Immobilität im Zimmer: Der Patient bewegt sich noch vom Bett zum Rollstuhl oder vom Rollstuhl zum Stuhl, doch meistens liegt er auf dem Bett. Will man Bettlägerigkeit verhindern, ist es sehr wichtig, immer wieder die Position (liegen, sitzen) zu wechseln. Ein «Krankenhauszimmer» unterscheidet sich von dem Zimmer zu Hause. Im Mittelpunkt steht das große Krankenbett, das oft beinahe den ganzen Raum einnimmt, die Möbel sind zur Seite geschoben, meistens liegen darauf medizinische Produkte. Ein Krankenbett lädt eigentlich ein, darin liegen zu bleiben, und wird so zum «Anfang vom Ende».
4. Gebundenheit an einen bestimmten Punkt im Zimmer: Der Patient wird nicht mehr vom Bett in den Rollstuhl oder auf einen normalen Stuhl gebracht; im Prinzip bleibt er an einem Punkt. Anfangs wird noch viel ferngesehen, doch bald wird das langweilig. Im Bett zu lesen ist unbequem. Wenn Besuch kommt, hat der Patient eigentlich nichts mehr zu melden. Das Gefühl für Zeit geht verloren, sie wird immer unwichtiger. Eine alte bettlägerige Frau sagte einst zu mir: «Im Bett zu liegen ist das Stadium vor dem Sterben.» Dieser Zusammenhang ist für viele Menschen spürbar.
5. Bettlägerigkeit: Die Patienten liegen 24 Stunden täglich im Bett. Sie sind häufig davon überzeugt, nicht mehr ernstgenommen zu werden, man spricht mehr *über* sie als mit ihnen. Obendrein können sie sich nicht mehr zurückziehen, Privatsphäre ist nicht mehr gegeben. Sie haben in ihren eigenen vier Wänden die Kontrolle verloren.

Das Rollator-Rennen

Weiter oben (Punkt 1 der Liste) ging es um Menschen, die durchaus noch mit einem Rollator laufen konnten, ehe sie schließlich bettlägerig wurden. Der Rollator ist äußerst wichtig, um Menschen so lange wie möglich ihre Mobilität zu sichern. Letztendlich lässt sich Bettlägerigkeit nicht verhindern, doch der Anfangspunkt der inaktiven Phase muss möglichst weit nach hinten geschoben werden. Dies geht mit einem Rollator.

Die Medaille hat jedoch auch eine Kehrseite: Ein Rollator soll nur dann verwendet werden, wenn es ohne ihn nicht mehr geht. Verwendet man ihn zu frühzeitig, obwohl es nicht wirklich angezeigt ist, wird das zentrale Nervensystem träge. Manchmal sehe ich, wie Menschen mit einem Rollator schneller laufen als ich, während das Ding in ihren Händen ein Stück oberhalb des Linoleumbodens schwebt. Darüber sprach ich im Herbst 2013 beim Fünften Rollator-Rennen im Olympiastadion in Amsterdam.

Eine Gruppe von einhundertfünfzig Senioren stand im Nieselregen, jeder mit seinem Rollator, und wartete auf den Beginn des Rennens. Am Vormittag hatte ich einen Vortrag in einem Saal des Olympiastadions gehalten. Im Anschluss daran fragte mich einer der Organisatoren, ob ich noch eine Schlussbemerkung habe. Ich sagte: «Rollatoren sind natürlich eine prima Sache, aber nur für die Menschen, die sie wirklich brauchen. Wenn man über einem Rollator hängt, obwohl man eigentlich noch alleine, wenn auch mit Mühe, gehen kann, erweist man Körper und Geist einen Bärendienst.»

Im Olympiastadion war ein Parcours errichtet worden, mit verschiedenen Routen, so dass die Senioren unterschiedliche Distanzen zurücklegen konnten. Alle Teilnehmer begaben sich zum Start, der Startschuss ertönte und ja, da gingen sie, Schritt für Schritt mit dem Rollator, und man konnte erkennen, dass diese Menschen den Rollator wirklich brauchten.

Plötzlich kommt eine Dame in roter Jacke mit einem Rollator angelaufen. Sie überholt rasant das eilig voran schlurfende Grüppchen und setzt sich an die Spitze. Und dann geschieht es. Sie packt den Rollator noch einmal, zieht ihn erst ein wenig nach hinten, schubst ihn dann ein gutes Stück voran und rennt hinterher! Und so geht das über die ganze Laufstrecke hinweg. Ich rufe mittlerweile: «Disqualifiziert diese Frau!» – doch niemand hört zu. RTV Nord-Holland hat größte Mühe, mit den großen Kameras der Frau zu folgen. Und nun kommt das Traurige an dieser Geschichte. Die Frau mit der roten Jacke kommt ins Ziel, alle Kameras sind auf sie gerichtet, Journalisten umringen sie, sie steht im Zentrum der Aufmerksamkeit … das Grüppchen schlurfender Senioren hingegen ist noch nicht einmal an der ersten Kurve angekommen.

Physiologische Effekte von Bettruhe

Bettruhe wurde früher bei allen möglichen Leiden verordnet: akute Schmerzen im unteren Rücken, Bluthochdruck während der Schwangerschaft, vorzeitige Wehen, Herzinfarkt ohne Komplikationen, Lungen-TBC, Rheumaschub, Leberentzündung. Mittlerweile weiß man, dass Bettruhe für die Genesung dieser Leiden keinerlei positiven Effekt hat. Im Gegenteil, sie hat einen negativen Effekt und wirkt verlangsamend. Man muss dabei unbedingt zwischen unvermeidlicher Bettruhe, beispielsweise auf einer palliativen Situation (der Patient ist durch eine tödliche Krankheit geschwächt), und der verordneten Bettruhe unterscheiden, die zur Genesung beitragen soll.[21] «Der Arzt muss sich immer vor Augen halten, dass vollständige Bettruhe höchst unphysiologisch und eine riskante Behandlung ist, die sich ausschließlich für ganz spezifische Krankheiten eignet und möglichst schnell wieder aufgehoben werden muss.»[22]

Der amerikanische Pathologe William Dock hat bereits in

den vierziger Jahren (!) mit folgendem Beispiel auf die Problematik der Bettruhe hingewiesen: Eine 83-jährige Lehrerin kam wegen einer Atemwegsinfektion ins Krankenhaus.[23] Die erste Nacht im Krankenhaus wollte sie nachts aufstehen und zur Toilette gehen. Dabei stürzte sie. Das Pflegepersonal erschrak so sehr, dass man ihr untersagte, das Bett ohne Hilfe zu verlassen. Die Lehrerin wollte niemandem zur Last fallen, wurde inkontinent und kam während des gesamten Krankenhausaufenthalts kaum mehr aus dem Bett. Die Pflegekräfte schenkten ihr nicht so viel Aufmerksamkeit und bezogen auch die Tochter der Patientin nicht in die Pflege mit ein. Infolgedessen zog sie sich immer mehr zurück, was letztlich zu einer negativen Spirale der «Dekonditionierung» führte. Darunter versteht man einen Prozess physiologischer Veränderungen infolge von Inaktivität, Bettruhe oder einem sedentären (inaktiven) Lebensstil.[24] Beispielsweise nimmt die Muskelmasse ab, die Muskelkraft reduziert sich täglich um 2 bis 5 Prozent, die Muskeln verkürzen sich, das Gewebe rund um die Gelenke verändert sich, die Muskelkraft der Beine nimmt ab und mithin auch die Mobilität. Dadurch erhöht sich das Risiko für Stürze, und der Körper funktioniert insgesamt immer schlechter.

Eine kleine Einbuße der Muskelkraft oder eine geringe Zunahme an Körpergewicht, wodurch die Muskelkraft auf einmal nicht mehr ausreicht, kann entscheidend sein, ob man seine Selbständigkeit behält oder nicht. Gerade bei älteren Menschen sind Selbständigkeit und Pflegebedürftigkeit häufig nur durch einen schmalen Grat voneinander getrennt. Neben dem Verlust von Muskelkraft hat Bettruhe auch noch andere physiologische Effekte. Anne Sprague (2004) zählt mögliche negative Effekte von Bettruhe auf und spricht dabei Rückschritte auf mehreren Gebieten an: Blutkreislauf, Blutbild, Bewegungsapparat, beispielsweise Muskelkraft, Stoffwechsel, Regulierung der Körpertemperatur, Abwehrsystem, Hormonhaushalt, Wach-Schlaf-Rhythmus und psychologische Veränderungen. Was Letztere betrifft so nehmen Anzahl und Art der Sinnesreize, auditive, visuelle und somatosensorische (Reize aus dem Körper), bei (langfristiger) Bettruhe enorm ab. Ebenso reduziert sich die soziale Interaktion.

Gefahren der Bettruhe

Die Gefahren der Bettruhe für den körperlichen Zustand wurden bereits vor langem ausführlich beschrieben. Ein Pionier auf diesem Gebiet war Richard Asher (1912–1969), ein herausragender britischer Endokrinologe und Hämatologe, einer der fortschrittlichsten medizinischen Denker seiner Zeit. Asher betonte, dass viele der in Kliniken herrschenden Vorstellungen (zum Beispiel über die Art und Weise, wie man eine Krankheit am besten heilt) umgesetzt werden, weil sie «gut ins Konzept passen», aber nicht, weil es viele «Beweise dafür» gibt. Asher war der Erste, der langfristige Bettruhe nach einer medizinischen Behandlung in Frage stellte. Einer seiner berühmtesten Artikel trägt den Titel «The dangers of going to bed».[25]

Asher beschreibt in dem Artikel die Gefahren der Bettruhe für einige wichtige Körperfunktionen und Organe. Ich zähle sie kurz auf.

1. Die Atmung. Liegen kann vermehrte Schleimansammlung zur Folge haben und damit zu einer Lungenentzündung führen. Morton C. Creditor, ein Kollege von Asher, fügte 1993 hinzu, dass der normale Alterungsprozess es schwieriger macht, den Rippenbogen beim Einatmen auseinander zu biegen. Dadurch sind immer mehr Lungenbläschen in ihrer Funktion eingeschränkt und können die Lungen nicht mehr ausreichend belüften. Letztlich kann das zu Verwirrtheit führen.
2. Blutgefäße. Bettruhe kann Thrombosen oder eine Embolie (Blutpfropfen) verursachen. Stellt man im Bett die Knie auf, wird die Durchblutung der Leisten gestört.

3. Haut. Allseits bekannt sind die Hautdefekte infolge von langer Bettruhe. Wundliegen kombiniert mit Urin-Inkontinenz ist ein Alptraum für jeden Pflegenden. Eine der bekanntesten Ursachen für Decubitus (Wundliegen) ist Immobilität.[26]
4. Muskeln und Gelenke. Kontrakturen, Muskelschwäche und selbst die Lähmung einzelner Muskeln, die zu einem Klappfuß führen kann, zählen zu den Risiken, wenn man lange oder häufig im Bett liegt.
5. Knochen. Hinreichend bekannt ist der Verlust von Kalzium durch Inaktivität und die dadurch entstehende Osteoporose. Knochen, die durch zehntägiges Nichtbewegen entkalkt wurden, brauchen vier Monate, um hinsichtlich des Kalziumgehaltes wieder auf den normalen Stand zu gelangen.[27]
6. Nieren und Harnwege. Wird Kalzium (Kalk) aus den Knochen abgeführt, kann das zur Bildung von Nieren- und Blasensteinen führen. Zudem verursacht Bettlägerigkeit Harnverhaltung (Blase wird nicht entleert) und später Inkontinenz.
7. Magen-Darm-Trakt. Appetitlosigkeit und Verstopfung sind direkte Folgen von Bettruhe; die Peristaltik (Muskelaktivität des Darmes) nimmt ab, je länger jemand liegt. Der eingedickte, harte Darminhalt kann letztlich zu Durchfall führen. Anorexie kommt übrigens häufig bei kranken Senioren im Krankenhaus vor.[28]
8. Eine Herzmuskelatrophie kann bereits nach sechswöchiger Bettruhe auftreten und beträgt dann ungefähr 8 Prozent; nach zwölf Wochen Bettruhe verdoppelt sie sich sogar.[29] Die Ursache dafür ist, dass das Herz viel weniger leisten muss und sich dementsprechend anpasst.
9. Mentaler Zustand. Liegen kann zu mentalen Veränderungen führen oder, wie Asher sagt, es ist «demoralisierend». Ein wesentlicher Faktor ist die sogenannte sensorische Deprivation, man erhält wesentlich weniger Sinnesreize.

Anfangs kommt es zu Unsicherheit und Angst, weil Bettlägerigkeit mit ernster Krankheit assoziiert wird. Dann beruhigen sich Patienten, werden gefügig und tun, was man ihnen sagt.[30] Letztlich gerät der Patient in einen komatösen, vegetativen Zustand. Ein Mangel an sensorischer Information kann auch zu Delirium (Verwirrtheit),[31] führen, insbesondere, wenn der Patient alleine, mit gedämpftem Licht und wenigen Reizen (reizarme Umgebung) im Zimmer liegt.

10. Körpergewicht. In den meisten Fällen nimmt das Körpergewicht gesunder Personen ab, wenn sie langfristig eine horizontale Position einnehmen.[32] Gewichtsverlust tritt auch bei einer stabilen Kalorienzufuhr zwischen 2744 und 2796 kcal pro Tag auf.

Eine weitere physiologische Folge von Bettruhe ist[33] unter anderem Insulinresistenz (die Zuckeraufnahme in den Muskeln reagiert weniger auf Insulin), was häufig mit Stammfettsucht, also Fetteinlagerungen um Magen und Bauch, einhergeht. Infolge körperlicher Inaktivität kommt es zu Veränderungen des Fettstoffwechsels, insbesondere der Fettspeicherung.[34]

Bettruhe und das Gehirn

In diesem Buch geht es um den Einfluss körperlicher Bewegung und Aktivität auf das Gehirn, insbesondere auf die kognitiven Funktionen wie exekutive Funktionen, Gedächtnis, Aufmerksamkeit und so weiter. Bettruhe ist eine extreme Form körperlicher Inaktivität. Zu meiner Enttäuschung widmen sich relativ wenige Wissenschaftler dem Einfluss von Bettruhe auf kognitive Funktionen. In der Luftfahrtindustrie und insbesondere der Raumfahrt hat man sich hingegen durchaus darüber Gedanken gemacht. Astronauten sind der Schwerelosigkeit ausgesetzt, ebenfalls eine Art Inaktivität für den Körper, und man will wissen, wie sich diese auf die kognitiven Funktionen auswirkt. Erkenntnisse darüber sind wichtig, weil sich Astronauten während einer Reise durchs All völlig auf ihr Gehirn verlassen können müssen. Man denke nur an die Experimente, die sie im Weltraum durchführen sollen. Die wenigen durchgeführten Studien zur Bettruhe werden in einem Übersichtsartikel von Lipnicki und Gunga aus dem Jahr 2009 beschrieben. Unter anderem schlossen sie, dass die Ergebnisse nicht eindeutig sind, dass also manchmal eine Auswirkung von Bettruhe auf die Kognition gefunden wurde, manchmal jedoch nicht.

Man ließ Menschen jeweils sieben, 21 und sogar zwischen 28 und 35 Tage im Bett liegen, um herauszufinden, wie lange man liegen muss, bis sich ein negativer Effekt einstellt. Das ist wirklich eine lange Zeit. Doch weder nach sieben Tagen noch nach 35 Tagen konnten die Wissenschaftler einen zuverlässigen negativen Effekt auf die kognitiven Funktionen feststellen; manchmal ergab sich sogar eine Verbesserung. In einer der beschriebenen Studien legten sich Menschen sogar 70 Tage ins Bett, und selbst danach wurde bei ihnen eine *Verbesserung* der kognitiven Funktionen gemessen.

Ein wenig Wissenschaft

In der oben erwähnten Studie, bei der sich Menschen 70 Tage Bettruhe unterzogen, wurde über die gesamte Zeitspanne hinweg mindestens alle zehn Tage dieselbe kognitive Aufgabe geübt. Die Versuchspersonen wurden also immer besser bei der Lösung. Am Ende des Experiments ließ sich demnach ein Trainingseffekt feststellen und nicht etwa eine positive Auswirkung der Bettruhe. Das gilt auch für die Studien, bei denen Wissenschaftler die Teilnehmer 28 oder 30 Tage im Bett liegen ließen. Dort übten die Teilnehmer ihre Aufgaben vor Beginn der Studie ziemlich regelmäßig und während ihrer Bettruhe dann sogar *täglich*. Es ist also zumindest nicht auszuschließen, dass der positive Effekt vom Üben des Tests herrührt. Das war auch dann der Fall, wenn letztlich gar kein Effekt der Bettruhe auf die Kognition festgestellt wurde.

Aber auch jene Studien, in denen Wissenschaftler meinen, sie hätten einen negativen Effekt von Bettruhe auf kognitive Funktionen festgestellt, bedürfen einer kritischen Betrachtung. An einer dieser Studien nahmen nur drei Patienten teil – viel zu wenig für eine sinnvolle Aussage. Zuletzt muss man auch berücksichtigen, dass die Teilnehmer aller in dem Übersichtsartikel genannten Studien durchweg jung waren; der älteste war fünfundvierzig. Wissenschaftliche Untersuchungen über den Effekt langfristiger Bettruhe auf die kognitiven Funktionen älterer Menschen, die eben auch ein erhöhtes Risiko für längere Bettlägerigkeit aufweisen, sind weiterhin ein Desiderat.

Bettruhe führt zu Schlaflosigkeit

Vor kurzem wurde untersucht, ob Menschen, die häufig den ganzen Tag im Bett liegen, an Schlaflosigkeit leiden.[35] Das Älterwerden bringt an sich schon Veränderungen im Schlafverhalten mit. Häufigeres Aufwachen, vielen Senioren gut bekannt, reduziert die Gesamtschlafzeit. Ältere Menschen haben zudem kürzere REM-Phasen *(Rapid Eye Movements)*, kürzere Traumphasen und einen weniger tiefen Schlaf ohne REM-Phasen. Doch gerade diesen Phasen schreibt man die Regeneration unseres Körpers zu. Überdies können sich, bei älteren Menschen natürlich häufiger, Krankheiten entwickeln, die einem guten Schlaf abträglich sind. Wer aufgrund dieser oder anderer Umstände mehrere Tage im Bett verbringen muss, was natürlich auch häufigere Nickerchen tagsüber zur Folge hat, kann nachts unter Schlaflosigkeit leiden. Mit anderen Worten: Körperliche Inaktivität, die mit tagelanger Bettlägerigkeit verbunden ist, verändert den Schlaf-Wach-Rhythmus, auch circadianer Rhythmus genannt. Menschen, die wegen einer chronischen Krankheit fünf bis sieben Tage pro Woche im Bett liegen, leiden viel häufiger unter Schlaflosigkeit als Menschen, die zwei bis vier Tage im Bett liegen, so die Ergebnisse dieser Studie. Schlafprobleme entstehen erst nach zwei bis fünf Tagen ständiger Bettruhe. Manche Menschen erleben sie erst am fünften Tag.

Wer die im Bett verbrachten Tage nicht reduzieren kann, muss versuchen, seine «Schlafhygiene» anzupassen. Dazu gehört beispielsweise, ein Nickerchen am Tag zu vermeiden, im Bett mehr körperliche Aktivität zu zeigen und einen klaren Schlaf-Wach-Zyklus anzustreben.

Im Krankenhaus: Kleidung, Umgebung, körperliche Aktivität und Dauer des Aufenthalts

Hat die Art der Kleidung, die ein Patient im Krankenhaus trägt, also ob es sich um Krankenhauskleidung oder eigene Kleidung handelt, Einfluss auf das Maß spontaner körperlicher Aktivität und die Dauer des Aufenthalts? Die Annahme, Krankenhauskleidung, ein Schlafanzug beispielsweise, mache inaktiver, während eigene Alltagskleidung zu mehr Aktivität anrege, liegt nahe. Mehr Aktivität wiederum könnte zu einer schnelleren Genesung und mithin einem kürzeren Aufenthalt beitragen.

Zwei Testgruppen (mit Krankenhauskleidung und mit eigener Kleidung) wiesen zu Hause gleich viel spontane Aktivität auf. Während der ersten 24 Stunden nach der Operation war das Niveau spontaner körperlicher Aktivität bei beiden Gruppen aufgrund von Fieber und allgemein schlechtem Wohlbefinden niedrig. Im Laufe der Zeit jedoch zeigte die Gruppe mit eigener Kleidung mehr spontane körperliche Aktivität, auch wenn der Unterschied zu der Gruppe mit Krankenhauskleidung nicht sehr groß war. Zudem zeigte sich, dass der Aufenthalt der Patienten mit eigener Kleidung zehn Stunden kürzer war als der der anderen Gruppe.[36]

Unterernährung trägt zu körperlicher Inaktivität bei

Nach wie vor aktuell ist leider das große Risiko der Unterernährung während eines Krankenhausaufenthaltes.[37] Das Essen wird häufig auf mit Glocken abgedeckten Tellern serviert, damit die Mahlzeit warmgehalten wird. Manchmal ist in der Glocke ein kleines Loch, durch das man einen Finger stecken und die Haube heben kann. Doch niemand schaut beim Abholen der Teller durch das Loch, um zu sehen, ob die Mahlzeit auch tatsächlich gegessen wurde! Dieses Verhalten, eigentlich ein Vermeidungsverhalten, ist mir ein Rätsel. Man könnte sich leicht an diese Routine gewöhnen, doch niemand tut es.

Auch wenn die Angehörigen dem Patienten Nahrungsergänzungen mit Proteinen und Mineralien mitbringen, ist nicht gesagt, dass der Patient tatsächlich etwas davon zu sich nimmt. Die Reihe der Fläschchen mit Astronautennahrung auf dem Nachtkästchen wird immer länger, und niemand achtet darauf, ob der Patient die Fläschchen auch leertrinkt. Die einzige Lösung ist häufig, dass die Menschen, die diese Nahrung mitbringen, selbst dafür sorgen, dass der Patient sie auch wirklich zu sich nimmt. Doch das geschieht nur selten. Leider entspricht das auch meiner persönlichen Erfahrung, als mein Vater längere Zeit im Krankenhaus war. Damals stellten wir einen Plan auf, damit zu den Essenszeiten immer jemand bei ihm war und ihm behilflich sein konnte. Das ist mittlerweile etwa fünf Jahre her. Noch im vergangenen Jahr, als ein guter Freund im Krankenhaus lag, mussten wir uns im Freundeskreis selbst darum kümmern, dass er etwas zu sich nahm.

Gerade wenn ein Patient länger im Bett liegt, also inaktiv ist, verliert er die Bereitschaft, sich das Essen selbst, häufig widerwillig, einzuverleiben. Der Appetit lässt nach, denn man liegt ja den ganzen Tag nur. Schlechte Ernährung führt zu einer Verschlechterung des körperlichen Gesamtzustands und mithin zu weniger Energie, um aus den Federn zu kommen.

(Körperliche) Inaktivität als Reaktion auf Schmerzen

Manchmal wollen Patienten keine Schmerzmittel einnehmen, weil sie die Nebenwirkungen für schlimmer als den Schmerz selbst erachten. Häufig geben sie nicht an, Schmerzen zu haben, weil sie denken, das medizinische Personal habe zu viel zu tun. Viele Patienten akzeptieren den Schmerz bereitwillig («Das gehört nun einmal dazu») und nehmen eine passive Haltung ein. Passivität ist die häufigste Reaktion und kommt laut einer Untersuchung bei 60 Prozent der Patienten vor. Bei einer passiven Haltung des Patienten bestimmt das Pflegepersonal die Schmerzmedikation, und die Kommunikation über Schmerzen geht ausschließlich vom Pflegenden aus. Zu einer passiven Haltung gehört auch, dass die pflegende Person sich nur dann nach Schmerzen erkundigt, wenn es gerade passt, beispielsweise zu Beginn des Dienstes («Guten Morgen, wie fühlen wir uns denn heute?»), während der Patient vielleicht zu ganz anderen Zeiten Schmerzen hat, dies aber nicht meldet. Solche Patienten reagieren auf Schmerzen non-verbal, sie bewegen sich zum Beispiel nur mit Mühe oder so wenig wie möglich.

Patienten mit einer passiven Haltung hinsichtlich der Schmerztherapie kann man einen strukturierten Plan anbieten, der ihnen Problemlösungsstrategien anbietet. Sie lernen dabei, auf sich aufmerksam zu machen, wenn sie über etwas Bestimmtes kommunizieren wollen.[38] Erschreckend ist nämlich, dass die Schmerzen von Menschen mit einer passiven Haltung weniger effektiv behandelt werden.[39] Patienten, die über ihre Schmerzen kommunizieren können, bekommen

Opiate verschrieben, während «passive» Patienten Paracetamol oder überhaupt nichts erhalten. Manchmal verschreibt der Arzt Medikamente mit dem Zusatz, «falls nötig». Das sorgt ebenfalls für potenzielle Probleme, denn eine derartige Verordnungspraxis verstärkt die passive Haltung: Unsichere Patienten müssen nun *selbst* um Medikamente bitten, die sie andernfalls einfach verabreicht bekämen. Offenbar muss eine vertrauensvolle Atmosphäre geschaffen werden, in der der Patient sich ermutigt fühlt, aktiv an der Schmerztherapie mitzuwirken.

Trainingsprogramme für den Krankenhausaufenthalt

Man erwartet, dass der Bedarf an Krankenhausplätzen in den kommenden Jahren stark zunimmt. 2050 sollen mehr als 70 Prozent davon von Senioren belegt werden.[40] Doch gerade sie sind besonders anfällig dafür, bettlägerig zu werden, wenn sich während des Krankenhausaufenthalts ihre Kondition verschlechtert und sie geistig abbauen. Bettlägerigkeit, also 24 Stunden am Tag im Bett, darf sowohl von den betroffenen Patienten als auch den Pflegekräften nicht länger als Schicksal, sie muss als *Komplikation* betrachtet werden. Man sucht es sich schließlich nicht aus, immerzu zu liegen. Sehr häufig kann man bettlägerigen Menschen sehr wohl wieder auf die Beine helfen! Wichtig ist dabei, dass man das Training langsam angehen lässt, um die negativen Effekte der Bettruhe wieder auszumerzen.[41]

Doch wie *realistisch* ist in einem Krankenhaus ein individuelles Trainingsprogramm für Senioren, wenn sie abzubauen drohen? Um diese Frage zu untersuchen, hat man Krankenhauspatienten ein aus Krafttraining, Gleichgewichtsübungen, Funktionalität, Ausdauer und Mobilität zusammengesetztes Trainingsprogramm angeboten.[42] Die Studie zeigt, dass dies tatsächlich möglich ist, selbst innerhalb von 48 Stunden. Dank der Teilnahme an dem Programm verkürzte sich der Krankenhausaufenthalt um fast zwei Tage. Obendrein wurden die Teilnehmer seltener in ein Pflege- oder Seniorenheim überwiesen.

Bei der Durchführung eines solchen Trainingsprogramms muss man sehr genau überprüfen, ob die Menschen, die akut krank sind, überhaupt in der Lage sind, daran teilzunehmen, oder ob körperliche Ruhe nicht zunächst noch besser wäre als körperliche Aktivität.[43] Die Durchführbarkeit nimmt zu, wenn die Übungen auch im Bett ausgeführt werden können. Man muss jedoch bedenken, dass Übungen im Bett für bettlägerige Menschen auch einen unerwünschten Effekt haben können: Gewichtsabnahme. Ebenso wächst die Durchführbarkeit, wenn teure Apparate entbehrlich sind. Bei Übungen für die Muskelkraft müssen Sicherheit und eine korrekte Haltung gewährleistet sein.[44]

Darüber hinaus kann man Patienten in einem Krankenhaus recht einfach zu mehr Bewegung anregen, indem sie sich nämlich so viel wie möglich selbst versorgen müssen. Graf (2006) beschreibt in einem Übersichtsartikel eine kleine Studie in einem Krankenhaus zu einem Laufprogramm für Senioren. Der Leitung war aufgefallen, dass immobile Menschen länger im Krankenhaus blieben. Nachdem man sorgfältig Buch darüber führte, wozu der einzelne Patient imstande bzw. nicht imstande war, gingen ausgebildete Assistenten mit den Patienten zwei bis drei Mal täglich durch das Krankenhaus. Dadurch wurden sich die Betroffenen, aber auch die Angehörigen, bewusst, wie wichtig Bewegung während eines Krankenhausaufenthalts ist. Alle Teilnehmer an diesem Programm waren ausnahmslos sehr zufrieden. Graf weist in diesem Zusammenhang darauf hin, wie wertvoll eine Pflegekraft mit geriatrischer Erfahrung ist, wenn diese in ihrer Abteilung die übrigen Pflegekräfte bei der Pflege von sehr anfälligen Senioren berät und ausbildet. Das wäre in der Tat für alle Beteiligten ein Gewinn.

4 Aufregen erwünscht!

«Nach dem Sport bin ich geistig frisch, und meine Erschöpfung ist wie weggeblasen.»

«Gerade beim Laufen kommen mir die besten Ideen.»

«Brain walking.»

Das faule Gehirn: Unterstimulation

Das *Triune Brain* (dreieiniges Gehirn)

Ich hoffe, Sie haben Lust, mit mir das Gehirn noch etwas genauer zu erkunden. Denn um die Funktionen des Gehirns zu begreifen, muss man wissen, wie das zentrale Nervensystem aufgebaut ist. Dieses lässt sich von unten nach oben in drei Teile gliedern (der Begriff *Triune Brain*, also dreieiniges Gehirn, stammt von Paul MacLean, 1992):

1. Protoreptilisches Gehirn nennt man den untersten, primitivsten Teil.
2. Das paläomammalische Gehirn ist der mittlere Teil, der das limbische System steuert.
3. Mit neomammalischem Gehirn bezeichnet man den dritten und obersten Teil in dieser Hierarchie.

Das protoreptilische Gehirn, der unterste Teil des Gehirns, steuert interne basale Prozesse, die lebensnotwendig sind, wie Atmung, Blutdruckregulierung, Schlaf-Wach-Rhythmus und die Regulierung der Körpertemperatur. Doch auch grundlegende motorische Funktionen wie Körperhaltung, Gehen, Gleichgewicht und die Koordination grober Bewegungen werden von diesem Teil des Gehirns geregelt.

Eine weitere wichtige Funktion dieses Gehirnteils ist die Erregung des Gehirns, seine Aktivierung, wenn wir aufmerksam, wach und reaktionsbereit gespannt sind. In diesem Zustand *(Arousal)* können wir uns ganz auf das fokussieren, womit wir gerade beschäftigt sind. Arousal bezeichnet also, wie aufmerksam jemand ist; gemessen wird es anhand der Aktivität der Hirnrinde, des obersten Teils des Gehirns (siehe Abbildung 8).

Zum Starten eines Autos braucht man einen Motor; das gilt

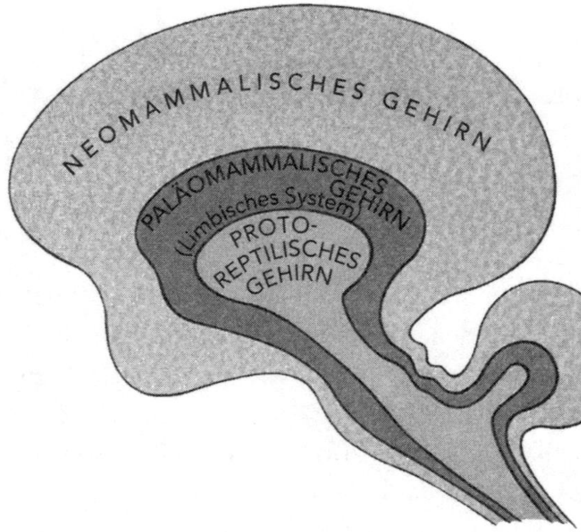

Abbildung 7: Das *Triune Brain*. Unsere Nase befindet sich links.

auch für das Gehirn. Der Motor befindet sich im protoreptilischen Gehirn, dem untersten Teil des Gehirns und dem obersten Teil des Rückenmarks. Die Bezeichnung «Motor des Gehirns» legt bereits nahe, dass sich dieser Teil des Gehirns an der Basis befinden muss, denn ohne diesen Motor funktioniert das Gehirn nicht oder nur schlecht. Mit dem protoreptilischen Gehirn verknüpfte Hirnareale sind der oberste Teil des Rückenmarks, Teile des Zwischen- und Mittelhirns, das Kleinhirn und die Basalganglien.

Wie bekommt man den Motor zum Laufen? Abbildung 8 zeigt, wie Gehen, also Bewegung, den «Motor» des Gehirns wieder in Gang setzen kann. Gehen kann zu einer erhöhten Aufmerksamkeit führen, da es stimulierend auf die Hirnareale im protoreptilischen Gehirn wirkt. Das Maß an Arousal bedingt letztlich, wie aktiv der Kortex, also die Hirnrinde oder äußerste Schicht (der oberste Teil) des Gehirns, ist. Doch Gehen ist nur eine Methode dafür. Aufmerksamkeit braucht man für gute Ideen, die richtigen Antworten

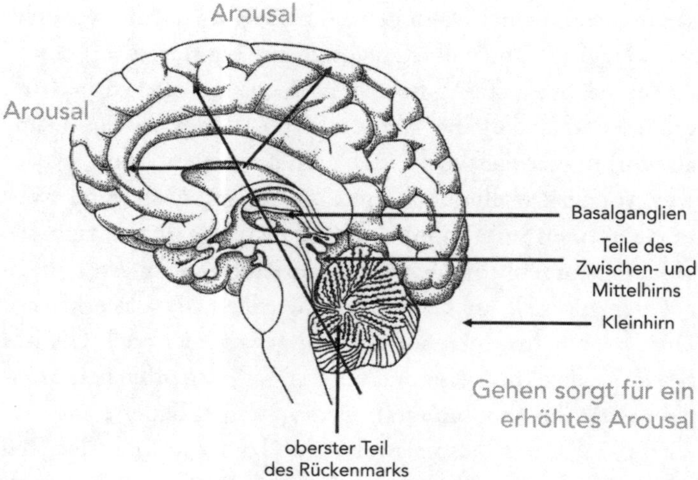

Abbildung 8: Hirnareale, die am protoreptilischen Gehirn beteiligt sind.

auf schwierige Fragen, Problemlösung, Gedächtnis und flexibles Denken.

Unterstimulation

Eine Frau war in einem Einbettzimmer auf einem Gang untergebracht, auf dem nur Senioren ohne Demenz wohnten. Ältere Menschen sind zueinander nicht immer sofort freundlich, besonders dann nicht, wenn jemand aufgrund von Verwirrtheit oder wiederholten Stimmungstiefs nicht recht in die Gruppe passt. Eines Morgens sprach mich das Personal an: «Könnten Sie vielleicht einmal nachsehen, ob die Dame dement wird? Sie ist so häufig schlecht gelaunt oder niedergeschlagen, und sie antwortet auch nie.»

«Können Sie ein Beispiel schildern?», fragte ich.

«Wenn ich morgens in ihr Zimmer komme, sage ich immer fröhlich ‹Guten Morgen!› Doch sie gibt nie eine Antwort. Sie sagt einfach nichts! Dann geh ich natürlich wieder weg, denn mit so einer Laune will ich nicht in den Tag starten.»

Am nächsten Tag ging ich morgens bei ihr vorbei und grüßte sie auf dieselbe Weise: «Guten Morgen!» Die Dame antwortete wirklich nicht, doch ich ging nicht sofort wieder weg, sondern wollte noch kurz mit ihr sprechen. Und während ich einen Stuhl nahm, um mich zu ihr zu setzen, sagte sie: «Guten Morgen!» Sie antwortete also doch, es dauerte einfach ein wenig, bis sie «in Gang» kam. Wie lässt sich das erklären? Die Dame hatte einen Schlaganfall gehabt, der auch Gebiete tief im Gehirn (mittlerer und unterer Teil) betroffen hatte. Dadurch war ihr Arousalniveau niedrig, und es dauerte entsprechend länger, bis beispielsweise ein Gruß zum obersten Teil des Gehirns, dem Kortex, durchdrang, der für das Bewusstsein zuständig ist. Es wurde ihr also erst später bewusst, dass etwas zu ihr gesagt worden war, aber letztlich reagierte sie durchaus darauf. Wahrscheinlich hatte sie also immer schon auf den Gruß der Pflegekräfte reagiert, doch das hatte einfach niemand mehr gehört. Ich erklärte dem Personal die Situation: Sie ist weder übellaunig noch dement, sie braucht einfach etwas länger. Das Personal passte sich dann liebevoll daran an.

«Nächstes Dia, bitte»

Vor einigen Jahren hielt ich in Frankreich auf einem Kongress über neurodegenerative Krankheiten, unter anderem Alzheimer, einen Vortrag. Mein Vortrag war direkt nach der Mittagspause vorgesehen, was an sich der Aufmerksamkeit der Zuhörer alles andere als zuträglich war, und in Frankreich erst recht, denn dort trinkt man gerne ein Gläschen Wein zum Essen. Als Sprecher trank ich selbst natürlich nicht, die Zuhörerschaft umso mehr.

Die benötigten Dias hatte ich bereits dem «Techniker» gegeben, der so freundlich war, «avec beaucoup de plaisir» die

Dias auf mein Zeichen hin zu zeigen. Ich sollte nur «next slide, please» – «nächstes Dia, bitte» rufen, dann würde er am Projektor weiterklicken. Alles war also wunderbar geregelt, und ich begann.

Nach fünf Minuten bemerkte ich, dass ganz schön viele Menschen in der ersten Reihe meinen Ausführungen mit dem Kinn auf der Brust folgten. Immer mehr schlossen sich ihnen an. Und dann geschah es. Nachdem ich etwa eine Viertelstunde gesprochen hatte, sagte ich wieder «next slide, please», aber nichts geschah. Ich wiederholte die Bitte noch zwei Mal, immer lauter, doch kein Dia wurde eingeblendet. Der Mann am Diaprojektor war ebenfalls eingenickt … Die Ursache dafür: *Unterstimulation*. So ziemlich jede Schicht des Gehirns, von unten bis oben, war ausgeschaltet. Mit den heutigen Möglichkeiten der Powerpoint-Präsentationen passiert das nicht mehr, da der Sprecher diese selbst bedient. Sollte ich jemals bei meinem eigenen Vortrag einnicken, wird es höchste Zeit, damit aufzuhören.

Unterstimulation kann übrigens bei jedem vorkommen, auch bei berühmten Zuhörern, die im Saal sitzen, weil sie im Anschluss an den Vortrag noch tiefsinnige Fragen stellen möchten. So sprach ich einmal bei einem Kongress in Prag, und in der Zuhörerschaft befand sich Ladislav Volicer, ein hochrangiger Wissenschaftler und *der* Experte auf dem Gebiet, über das ich vortrug. Möglicherweise wollte er nach dem Vortrag noch eine Frage stellen. Keine zwei Minuten nach Beginn meines Vortrages schlief er tief und fest mit einem Lächeln auf den Lippen ein. Es war wirklich faszinierend; er träumte offensichtlich etwas ganz Wunderbares. Mein Vortrag dauerte ungefähr zwanzig Minuten, und der Applaus am Ende war gerade laut genug, um Ladislav zu wecken. Der Vorsitzende fragte, ob noch jemand eine Frage hätte, und blickte erwartungsvoll zu Ladislav. Dieser stand auf und sagte mit immer noch unverändertem Lächeln auf den Lippen: «Great presentation!»

Die Kontrollgruppe

Viele Studien in Pflegeheimen finden zwischen 16.00 und 20.00 Uhr statt, weil die Mittagsruhe dann vorbei ist. Vormittags ist kaum Zeit, da den Patienten beim Aufstehen, Duschen und Frühstücken geholfen werden muss, um 10.30 Uhr gibt es oft noch eine Tasse Kaffee, und kurz danach folgt schon das Mittagessen. Doch die genannte Zeitspanne für Studien birgt durchaus einige Risiken, jedenfalls für mich selbst. Ich fahre immer mit dem Fahrrad durch Amsterdam, von zu Hause bis zur Uni und dann zu den verschiedenen Pflegeheimen. Manchmal bin ich eine halbe Stunde bei Wind und Wetter unterwegs, bis ich dann gegen 15.30 Uhr im Pflegeheim eintreffe, so auch an jenem Nachmittag. Die Gemütlichkeit, und sicher auch die hohe Zimmertemperatur, hüllten mich ein wie eine schwere Decke. Zügig machte ich mich dann auf den Weg zu meinem nachmittäglichen Besuch, eine Dame, die schon seit Jahren an Demenz erkrankt war. Ich klopfte an und wartete auf eine Antwort, dann hörte ich ein leises «Ja» aus dem Zimmer. «Guten Tag», rief ich und ging hinein. Sie saß auf dem Sofa, der Fernsehapparat war nicht an, sie starrte ein wenig vor sich hin. «Darf ich mich setzen?» – ich musste eine halbe Stunde mit ihr über dieses und jenes plaudern, denn sie war in einer Kontrollgruppe, und ich wollte herausfinden, ob auch durch normalen sozialen Kontakt positive Reize entstehen wie in der Experimentalgruppe. Mit Letzterer wurde nämlich gelaufen, und während des Spaziergangs natürlich ebenfalls über alles Mögliche geplaudert. Wir wollten herausfinden, ob das Gehen selbst einen positiven Effekt auf verschiedene Hirnfunktionen hat, und da ein positiver Effekt auch mit der sozialen Interaktion zu tun haben könnte, gab es eine Kontrollgruppe.

Nachdem ich mich gesetzt hatte, fragte ich sie nach ihrem Befinden, was es zu essen gab, ob ihre Angehörigen zu Besuch waren und nach anderen Aktivitäten. Sie antwortete recht einsilbig, manchmal sagte sie nur ja oder nein. Sehr freundlich, doch sie hatte nicht mehr zu erzählen. Und natürlich stellte sie auch keine Gegenfragen, etwa wie es mir ging, ob ich wieder einen Vortrag gehalten hatte oder ob die Studenten mit ihren Arbeiten vorankamen. Die Wortwechsel waren also sehr kurz und gleich wieder vorbei, Stille bahnte sich an.

Und dann kam es: Durch die anhaltend hohe Temperatur und meine Müdigkeit wurden meine Augenlider immer schwerer. Ich musste der Müdigkeit nachgeben, doch das ging doch nicht im Beisein der Dame ... Man stelle sich vor, eine Pflegekraft käme herein, was sollte die denken? Ich stand also auf, denn ich musste kurz ein paar Schritte gehen, mein «Arousal steigern». Natürlich war dieser Teil meines Gehirns vom Fahrradfahren müde geworden (automatische Motorik), ebenso vom Temperaturausgleich zwischen draußen und drinnen. Ich schwindelte die Dame also an, sagte ihr, ich müsse das Pflegepersonal kurz etwas fragen, und ging den Gang zügig auf und ab. Mein Arousal erhöhte sich, die Müdigkeit schwand. Ich konnte eine Viertelstunde weitermachen.

Arousal

Wenn ich etwas überhaupt nicht ausstehen kann, dann ist das, wenn ein Vortragender seine Zuhörer auffordert, aufzustehen und zu hüpfen. Ich muss dann auch mithüpfen ... Das ist natürlich gut gemeint und passt auch prima zu einem Kongress über Bewegung und Hirnfunktionen. Insbesondere zu Beginn des Tages, um die Zuhörer wachzurütteln, oder um nach der Mittagspause (das bekannte Mittagstief) alle wach zu halten. Durch das Hüpfen wird das Arousalniveau erhöht, man ist wieder mehr «bei der Sache» und schläft nicht so leicht ein.

Lieber mit dem Aufzug zur Vorlesung

Viele Studenten kommen derzeit mit öffentlichen Verkehrsmitteln statt mit dem Fahrrad oder zu Fuß zur Universität. Kaum an der Uni angekommen, drängen sie sich vor die Aufzüge, warten und warten, lassen sich wie die Sardinen nach oben befördern, um dann mit Licht- und Sauerstoffmangel, ängstlich und verschwitzt im dritten oder vierten Obergeschoss auszusteigen. Dabei gibt es Treppen, über die man in eigenem Tempo (gerne etwas schneller) problemlos den dritten oder vierten Stock (gerne noch höher) erreichen kann. Damit ist das Gehirn gut durchblutet und das Arousalniveau erhöht. Diese Studenten passen im Anschluss viel besser auf und erreichen so bessere Resultate.

Wenn es nach mir ginge, dürften nur diejenigen Aufzüge benutzen, die wirklich nicht gehen können. Außerdem wäre es schön, wenn Aufzüge dort ihr Dasein fristen müssten, wo man nun die Treppen versteckt und umgekehrt.

Walking Meetings

In vielen Behörden und Betrieben, auch der Universität, müssen Arbeitnehmer stundenlange, langweilige und häufig ineffiziente Konferenzen und Meetings über sich ergehen lassen. Je länger das Meeting dauert, desto mehr sinkt das Arousalniveau, was zur Folge hat, dass man weniger gute Ideen hat, die Probleme weniger zielgerichtet angegangen und weniger wichtige Beschlüsse gefasst werden. Es ist schade um die Zeit, denn würde man während eines Meetings laufen, erwiese man nicht nur den Hirnfunktionen einen Dienst, sondern auch seiner körperlichen Verfassung: ein positiver Reiz für die Herzkranzgefäße, die Lungen und Atemwege und den gesamten Bewegungsapparat! Eine Umgebung mit vielen Reizen stimuliert das Gehirn und sorgt für ein gesteigertes Arousalniveau.

Das Gehirn funktioniert wieder besser und trägt so dazu bei, dass neue Informationen schneller verarbeitet werden, was wiederum gut für das Problemlösungsvermögen ist und mithin auch für weitergehende Pläne.

Spaziergang in der Mittagspause

In manchen Betrieben hat sich mittlerweile der «Spaziergang in der Mittagspause» etabliert. Man bleibt nicht mit seinen belegten Broten am Schreibtisch sitzen oder isst auswärts eine Kleinigkeit, sondern geht an die frische Luft. Strammen Schrittes mit einem Brot in der Hand geht es durch die Natur. Das Mittagstief bleibt hinterher aus, stattdessen kann man sich frisch und konzentriert wieder an die Arbeit machen.

Gehen bei schwierigen Gesprächen und unangenehmen Entscheidungen

Meiner Überzeugung nach ist es gerade bei unangenehmen Gesprächen, etwa über Personalentscheidungen, von Vorteil, wenn verschiedene kognitive Funktionen, auch Emotionen, zusammenspielen. Bei Vorträgen für Manager frage ich stets, welchen Stellenwert Empathie bei ihren Beschlüssen hat, insbesondere wenn es um Menschen geht, also beispielsweise jemand entlassen oder versetzt werden soll. Meistens wird darauf kaum reagiert. Manche schalten ihre Empathie also lieber aus. Doch ein Beschluss kann nur dann gut durchdacht sein, wenn man die Angelegenheit aus verschiedenen Perspektiven betrachtet hat oder besser: betrachten *wollte*. Dieses Wollen ist zugleich der empathische Beitrag, die Bereitschaft, auch Punkte zu bedenken, die die Rechtmäßigkeit und Korrektheit der Entscheidung in Zweifel ziehen. Ein Manager muss bereit sein, einfühlsam zu reagieren und anderen Meinungen gegenüber offen zu sein. Er muss kurzum fähig zur Selbstreflektion sein und sich immerzu fragen, ob der eigene Ausgangspunkt noch haltbar ist, ob nicht eine Kurskorrektur angebracht wäre, vielleicht sogar ein ganz anderer Beschluss. Eine wichtige Rolle bei Funktionen wie Empathie und Selbstreflektion spielt ein Hirnareal, das eigentlich Teil eines gesamten Schaltkreises an der Unterseite des frontalen Lappens ist, dicht über den Augenhöhlen (auf lateinisch *orbita*): der orbitofrontale Kortex.

Warum erzähle ich das alles? Weil Gehen die Aktivität des orbitofrontalen Kortex erhöht! Beim Gehen wird also der Teil unseres Gehirns aktiviert, mit dem nicht nur Manager, sondern wir alle unsere Ideen besser und einfühlsamer überdenken und die Sichtweise anderer miteinbeziehen können. Wird ein Beschluss so gefällt, dann ist dieser tatsächlich durchdacht.

Gehen bei Seminaren

Viele Dozenten gehen beim Dozieren mehr oder weniger hin und her. Mir wird immer wieder vorgeworfen, dass ich *zu* viel gehe und dadurch Unruhe in das Seminar bringe. Da ist sicher etwas dran, auch wenn es meiner Meinung nach todlangweilig ist, jemandem zuzuhören, der stocksteif dasteht. Für mich hat das Gehen beim Dozieren System: So ordnet der Dozent seine Gedanken und bleibt auf sein Thema fokussiert. Letzteres ist vor allem bei Themen wichtig, die der Dozent im Schlaf herunterbeten kann. Gerade dann besteht nämlich die Gefahr, dass man weniger bei der Sache ist. Die altbekannten Themen verlangen besondere Sorgfalt. Auch bei Kongressen stehe ich nie hinter dem Rednerpult, sondern lasse mir immer ein kabelloses Mikrofon oder ein Headset geben, damit ich mich frei bewegen kann. Nur so kann ich mich optimal konzentrieren.

Reise auf dem Rhein

Das Arousalniveau lässt sich auch auf andere Weise erhöhen. Nicht nur Gehen kann den Motor des Gehirns anstellen. Das Pflegepersonal der psychogeriatrischen Abteilung eines Pflegeheims erzählt zum Beispiel, dass die Heimbewohner nach einer Schifffahrt auf dem Rhein plötzlich viel weniger apathisch waren. Der Ausflug hatte ihnen eine Umgebung mit vielen Reizen beschert: fort von der Station, Busfahrt zum Schiff, der Wind bläst durch das Haar, mit dem Rollstuhl oder Bett auf das Schiff, während der Fahrt anderes Essen als normal und häufig viel mehr Hilfestellung beim Essen, weil mehr Personal dabei ist, tagsüber allerlei schöne Aktivitäten und auch am Abend noch, so dass niemand unnötig Stunden im Bett verbringen muss … Und dann? «Wir wussten gar nicht, dass unsere Heimbewohner noch so lebendig sind, gut bei den Aktivitäten mitmachen können und noch so viel Interesse an der Welt um sie herum zeigen!»

Lernen mit Hintergrundmusik

Musik ist für viele ebenfalls eine Möglichkeit, für mehr Reize zu sorgen, verschiedene Hirnfunktionen zu stimulieren und so das Arousalniveau zu erhöhen. Unter meinen Studenten gibt es viele, die beim Lernen Musik anhören, wenn auch eher im Hintergrund. Gerade Hintergrundmusik, auf die man beim Hören nicht so achten muss, sorgt für die Erhöhung des Arousalniveaus und kann so zu besseren Leistungen beitragen.

Überstimulierung

Das paläomammalische Gehirn, also die mittlere Schicht des Gehirns, auch limbisches System genannt, umfasst Gebiete wie Hippocampus, Amygdala und Hypothalamus. Diese Gebiete reagieren auf externe Ereignisse, die Emotionen hervorrufen und in körperliche Reaktionen wie Freude, Traurigkeit, Angst, beschleunigten Herzschlag, Stress und dergleichen mehr übersetzt werden. Dieser Mittelteil des Gehirns steht sowohl mit der untersten Schicht, dem protoreptilischen Gehirn, als auch mit der obersten Schicht, dem neomammalischen Gehirn, auch Kortex oder Hirnrinde genannt, in Verbindung. Wichtig ist, dass es hier um Verbindungen in beide Richtungen geht, und nicht etwa um eine Einbahnstraße. So können einerseits Emotionen (Mittelteil) das Arousalniveau (unterster Teil) erhöhen, andererseits kann ein erhöhtes Arousalniveau zu einer Zunahme positiver, aber natürlich auch negativer Emotionen wie Angst oder Aggression führen. Dasselbe gilt für das Zusammenspiel zwischen paläomammalischem Gehirn und neomammalischem Gehirn (oberster Teil). Eine Zunahme von Emotionen, beispielsweise Angst, kann zu erhöhter kortikaler Aktivität führen (Aktivität der Hirnrinde), um diese Angst zu vermindern.

Eine zu hohe kortikale Aktivität aufgrund von Angst beispielsweise kann auch zu einer Überaktivität des untersten Niveaus führen (Überstimulation), da in dieser Situation die Hirnrinde (Kortex) nicht mehr optimal funktioniert. Überstimulation bedingt häufig, dass man sich nicht mehr konzentrieren kann, weil plötzlich alles gleich wichtig erscheint. Man denke hier an Prüfungs- oder Flugangst.

Prüfungsangst

Sehr regelmäßig erlebe ich leider, wie Studenten durch Prüfungsangst völlig blockieren. Man merkt, dass sie sich nicht fokussieren und nicht mehr zwischen Wichtigem und Nebensächlichem unterscheiden können. Was geschieht da im Gehirn? Ganz einfach Chaos. Man gerät in Panik, weil man seine Gedanken nicht mehr zielgerichtet auf einen Punkt lenken kann. Manche Studenten lesen in so einer Situation erst einmal alle Fragen durch. Das ist verständlich, doch nicht besonders vernünftig, wenn man ohnehin anfällig für Gedankenchaos ist. Denn man sieht dabei auch Fragen, auf die man die Antwort nicht sofort weiß, und gerät in Panik, wodurch einem auch die Antwort auf eine andere Frage nicht mehr so schnell einfällt, so dass noch mehr Panik, Anspannung und Versagensangst hinzukommen. Ein guter Tipp: Meiden Sie diese Strategie, bearbeiten Sie stattdessen lieber Frage für Frage. Nehmen Sie die Prüfung nicht über die Maßen wichtig, lassen Sie sich Zeit und kommen Sie erst zur Ruhe, denken Sie an etwas Schönes und relativieren Sie. Letzteres hat mir immer geholfen: Jeder kennt wohl jemanden in seinem Umfeld, der schon etwas viel Schlimmeres durchgemacht hat oder durchmacht, als es eine Prüfung je sein kann.

Flugangst

Nicht mehr zwischen Wichtigem und Unwichtigem unterscheiden zu können ist auch typisch für Flugangst. Wie steigt man entspannt in ein Flugzeug ein? Allein damit könnte man viele Seiten füllen. Ich versuche es mit *self talk:* «Kaum ein Flugzeug explodiert, die wenigsten Menschen werden entführt, ein Flugzeug ist statistisch gesehen sicherer als ein Auto (und in dieses Verkehrsmittel steigen wir ohne Bedenken ein). Dann wollen wir mal sehen, wie die Crew aussieht, am besten nicht zu alt und nicht zu jung, denn im Mittelfeld hat man viel Erfahrung und kann zugleich noch schnell zupacken, wenn es nötig ist.» Doch so sehr man sich auch mit diesen Selbstbeschwörungen anstrengt, es gibt immer Augenblicke, die diese Bemühungen zunichtemachen.

So musste ich einmal von Reykjavik zurück nach Amsterdam fliegen und fühlte mich dank meiner erfolgreichen Selbstbeschwörung ganz gut. Ich warte am Gate auf den Einstieg. Da kommen zwei Damen angelaufen, die sich angeregt unterhalten. Als sie genau hinter mir sind, höre ich die eine sagen: «Schau mal dieser Flügel, das ist ja seltsam!» Blitzschnell drehe ich mich um und sehe, dass sie auf das Flugzeug zeigt, in das ich gleich einsteigen muss. Ich betrachte den Flügel, sehe aber natürlich nichts Auffälliges daran. Also gehe ich zur Stewardess, die für unser Boarding bereitsteht, und frage sie, ob an dem Flügel irgendetwas Besonderes ist – mittlerweile ist mir nichts mehr peinlich. Sie betrachtet den Flügel mit demselben laienhaften Blick wie ich, und schon ist es um meine mühsam vorbereitete Entspannung geschehen.

Dann beim Aufsteigen in den Himmel: Ich achte auf alles gleichzeitig, kann nicht unterscheiden, was wichtig ist und was nicht: die Turbulenz, das möglicherweise nicht völlig entspannte Gesicht der Stewardess, die Anzeige *fasten your seatbelts,* die Passagiere um mich herum, die plötzlich doch etwas ängstlich aussehen. Ich versuche zu lesen, mir fehlt es aber an Aufmerksamkeit. Ich spreche die Stewardess wieder an: «Darf ich Sie etwas fragen? Läuft denn alles rund? Ich spüre Turbulenzen.» – «Turbulenzen?», antwortet sie. «Ich spüre überhaupt keine Turbulenzen, das sind die ganz normalen Luftströmungen.» Luftströmungen? Kurz darauf kommt sie mit einer Erklärung über die verschiedenen Winde, die in dem Moment in unserer Höhe wehen. «Schauen Sie», sagt sie, «der Pilot fliegt immer um die verschiedenen Winde herum, so dass wir eben keine oder nur sehr wenige Turbulenzen haben.» Ob er damit schon begonnen hat, habe ich dann lieber nicht gefragt.

Emotionen und Gedächtnis

Man erinnert sich an ein Ereignis besser oder vergisst es nie mehr, wenn es starke Emotionen hervorgerufen hat, positive oder negative. Zwei Areale spielen dabei eine wichtige Rolle: Amygdala und Hippocampus. Sie liegen nahe beieinander an der Innenseite des Schläfen- oder Temporallappens und gehören zum paläomammalischen Gehirn. Beide arbeiten eng zusammen. Der Hippocampus ist wichtig für das Konsolidieren von Informationen, die Amygdala verarbeitet die dazugehörige Emotion. Dazu zwei Beispiele:

Der erste Urlaub, den man als junges Paar gemeinsam erlebte, vielleicht auf einer griechischen Insel oder in Spanien, nicht allzu teuer, aber sehr romantisch. Sicher erinnern Sie sich noch an den einen Abend, an dem Sie zusammen einen Ring gekauft haben. Es war ein ganz besonderer Moment, buchstäblich unvergesslich. Genau wegen dieser Emotionen können Sie sich viele Jahre später noch erinnern, wo, wann und mit wem Sie diesen Ring gekauft haben.

Ein Ring und Emotionen spielen auch in dem zweiten Beispiel eine Rolle. Eine Patientin hatte einen Schlaganfall in der linken Hirnhälfte und infolgedessen einen *Neglect*. Darunter versteht man eine Störung der Aufmerksamkeit, die durch eine halbseitige Schädigung im Gehirn hervorgerufen wird. Sie ist dadurch charakterisiert, dass der Betroffene eine Hälfte seiner Umgebung bzw. des eigenen Körpers nicht oder nur schlecht wahrnimmt. Wenn die Patientin auf dem Rücken im Bett lag und man sich links von ihr auf einen Stuhl setzte, nahm sie einen nicht wahr. Sie war sich der Reize, die man zu ihrer Linken verursachte, nicht bewusst. Sie vernachlässigte bzw. ignorierte also den linken Teil ihrer Umgebung (daher die Bezeichnung «Neglect»).

Nun zum konkreten Fall. Diese Dame trug an ihrer linken Hand einen prächtigen Ring mit exquisit geschliffenen Diamanten. Ich fragte sie nach dem Ring, ob sie etwas darüber erzählen könne. Sie begann zu schreien: Das sei überhaupt nicht ihre Hand! Weg mit dieser Hand! Und der Ring? Der gehöre ihr nicht, was solle sie also darüber erzählen? Die Frau war rasend. Ich steckte daraufhin den Ring an ihre Rechte und fragte sie erneut. Daraufhin konnte sie ganz genau erzählen, welche Bedeutung der Ring für sie hatte, wann sie ihn gekauft oder eigentlich geschenkt bekommen hatte, von ihrem Mann nämlich, und auch wo das gewesen war. Sie war noch immer ganz entzückt darüber. Es war also durchaus eine Geschichte mit dem Ring verknüpft, doch diese wurde von der Hand bestimmt, an der er steckte.

Exekutive Funktionen

Kommen wir nun zum dritten Teil des Gehirns. Das neomammalische Gehirn ist der höchste Teil des Gehirns und wird als Letztes angelegt. Der Frontallappen, der präfrontale Kortex, spielt dabei eine wichtige Rolle. Ganz einfach gesagt, handelt es sich um jenen Teil des Gehirns, mit dem wir denken und Impulse (Emotionen und Verhalten) kontrollieren – in enger Kooperation mit dem mittleren und unteren Teil des Gehirns.

Die Entwicklung des präfrontalen Kortex reicht bis ins fünfundzwanzigste Lebensjahr, doch er altert auch als Erstes. (Dieses Phänomen nennt man auch *last in, first out.*) Das ist höchst bedauerlich, denn er ist einer der wichtigsten Teile des Gehirns und spielt eine unverzichtbare Rolle bei den wahrscheinlich wichtigsten Hirnfunktionen, den exekutiven Funktionen.

Diese bestimmen unsere Selbständigkeit. Dabei geht es um Handlungsplanung, *Set-Shifting* (den bereits erwähnten Wechsel zwischen verschiedenen Aufgaben oder Kategorien), Aufmerksamkeitssteuerung, Impulskontrolle und das Ausblenden irrelevanter Informationen. Exekutive Funktionen tragen zur kognitiven Flexibilität bei, die essentiell für das selbständige Funktionieren im täglichen Leben ist.

Set-Shifting ermöglicht es uns, von einem Thema zum anderen umzuschalten, etwas, das wir eigentlich den ganzen Tag tun. Wir lesen die E-Mails auf unserem Smartphone, da kommt jemand mit einer Frage herein: Wir wechseln von einem zum anderen, beinahe nahtlos. Wenn jemand Probleme beim Set-Shifting hat, kann er sich nur auf eine Sache konzentrieren und kommt aus dem Konzept, wenn er durch etwas anderes abgelenkt wird. Dieses Problem ist typisch für Menschen mit Störungen des zentralen Nervensystems wie Demenz.

Mit Demenz so lange wie möglich zu Hause bleiben?

Set-Shifting steht auch für das Anpassungsvermögen an eine stets wechselnde Umgebung, die Möglichkeit, von einem «Set» zum nächsten zu gehen. In den Niederlanden ist man bereits seit geraumer Zeit bestrebt, ältere Menschen so lange wie möglich zu Hause wohnen zu lassen, auch Senioren mit Demenz. Erst dann kommen sie in ein Pflegeheim. Doch bei dementen Senioren – und das wird in der Debatte meistens ignoriert – funktioniert der präfrontale Kortex bereits derart schlecht, dass sie eine erhebliche Verschlechterung beim Set-Shifting aufweisen und damit kaum noch eine Chance haben, sich an eine neue Umgebung zu gewöhnen. Und genau das ist ja der Alltag auf psychogeriatrischen Stationen: Menschen, die den ganzen Tag nach ihrem früheren Haus suchen und sich nicht mehr an die neue Umgebung anpassen.

Im vorigen Jahr war ich berufsmäßig in Luxemburg, einem bergigen Land, nicht so flach wie die Niederlande. Ganz praktisch ergibt sich daraus, dass sich die Pflege durch Angehörige in Luxemburg schwieriger gestaltet, weil man weiter voneinander entfernt wohnt. Demenzpatienten kommen daher bereits in einem früheren Stadium in ein Pflegeheim als in den Niederlanden. Das klingt zunächst nicht gut, aber es hat den

Vorteil, dass der Patient sich in der Regel noch an die neue Umgebung mit anderen «Regeln» anpassen kann. In Luxemburg sah ich Menschen in einem fortgeschrittenen Stadium der Demenz, die noch bei Haushaltsaktivitäten wie Bügeln mithalfen. Auf meine Frage, wie lange Menschen in diesem Haus bis zum Tod durchschnittlich bettlägerig seien, erhielt ich die Antwort: «Sechs Wochen.» In den Niederlanden ist diese letzte Phase im Durchschnitt um einiges länger. Was ich damit sagen will: Wenn wir Richtlinien erstellen, sollten wir vor allem von den Möglichkeiten der Patienten ausgehen; nur dann tragen wir auch optimal zu deren Lebensqualität bei.

Weisheit kommt mit den Jahren

Als Jugendlicher fühlt man sich häufig Gefühlen und Eindrücken ausgesetzt, auf die man meint, einfach reagieren zu *müssen*, ohne groß über die Folgen nachzudenken. Man kann das auch positiv sehen und von «spontanen» Reaktionen sprechen, die für Jugendliche ja typischer als für Ältere sind. Eine spontane Idee wird von einem jungen Menschen entwickelt und ausgeführt, möglicherweise ohne dass dieser dabei die möglichen (negativen) Folgen bedenkt. Ein solches Vorgehen kann zu etwas Genialem führen. Impulsivität finden wir bei Kindern häufig sehr anziehend, sie tun spontan etwas, folgen ihren Antrieben, und das sorgt für Spaß im Leben. Wenn man älter wird, denkt man zweimal nach, bevor man «ohne weiter darüber nachzudenken» eine Idee verfolgt. Mit anderen Worten: Mit der Entwicklung des präfrontalen Kortex werden Gefühle immer stärker kontrolliert, es verschwindet ein Großteil der Spontaneität, alles wird gegeneinander abgewogen *(reappraisal of emotions)*. Letzteres könnte man auch Weisheit nennen.

Nicht umsonst erleben viele Menschen, dass das Leben mit den Jahren ein wenig langweiliger und weniger spontan wird, in dem Sinn, dass «verrückte Aktionen», typisch für junge Menschen, fehlen. Man kann auch sagen, dass *brillante* Ideen nur vor dem dreißigsten Geburtstag entstehen, danach nicht mehr, weil es dann zu viel Hemmendes gibt. Genial sein kann man vielleicht nur unter dreißig.

Alkohol und blaue Augen

Zu viel Hemmung kann aber auch das Sozialleben stören. Angenommen, Sie verlieben sich in eine Kollegin, sind jedoch zu gehemmt, das auszusprechen, und fürchten sich vor Zurückweisung. Für Freitagabend haben Sie sich mit einer Gruppe zum Ausgehen verabredet, die ahnungslose «Angebetete» ist auch mit von der Partie. Sie nehmen sich fest vor, an diesem Abend zu ihr zu sagen: «Was für schöne blaue Augen du hast!» Ein erster Schritt in die richtige Richtung ... Aber trauen Sie sich dann wirklich, diesen Schritt auch zu machen?

Die Bremse (präfrontaler Kortex) ist angezogen, und je weiter der Abend voranschreitet, desto mehr Zweifel steigen in Ihnen auf. «Das schaff' ich nie und nimmer.» Dann kommt die Erlösung von den Hemmungen: Alkohol! Schon nach dem ersten Glas merken Sie, wie Sie lockerer werden. Nach vier Gläsern Rotwein und drei Bier fallen alle Hemmungen. Sie gehen auf sie zu und sagen: «Was für schöne blaue Augen du doch hast!» Im Amsterdamer Nachtleben geht man nach so einem Geständnis recht schnell miteinander nach Hause. Tags darauf wachen Sie auf. Der Alkohol ist aus dem Blut und dem präfrontalen Kortex gewichen, Sie sind wieder nüchtern. Und dann kommt es vor, dass Sie zu der noch schlafenden «Geliebten» sehen und denken: Hätte ich doch nie etwas über die blauen Augen gesagt.

Apropos Alkohol …

An dem eben beschriebenen Beispiel lässt sich der starke Einfluss von Alkohol auf das Funktionieren des präfrontalen Kortex erkennen. Abgesehen vom Stirnlappen, beeinträchtigt Alkohol auch den Hippocampus.[1] Es sind also vor allem jene Gebiete betroffen, die bei Jugendlichen und jungen Erwachsenen noch voll in der Entwicklung sind. Wie bereits erwähnt, spielen beide Gebiete, die übrigens auch funktional miteinander verbunden sind (Papez-Kreis), eine bedeutende Rolle bei Gedächtnisprozessen. Manchmal hat man den Eindruck, dass echte Trinker ständig vergessen, wie viel sie bereits intus haben, und sich dann mit der Annahme trösten, es sei erst das vierte Bier und nicht schon das sechste.

Kurzzeitgedächtnis

Eine der wichtigsten Aufgaben des präfrontalen Kortex ist das *Kurzzeitgedächtnis*. Dieses ist wichtig für unser tägliches Leben, weil es uns ständig darüber auf dem Laufenden hält, wo wir uns befinden, warum wir da sind, mit wem und so weiter. Das Kurzzeitgedächtnis bestimmt unseren Alltag. Wenn ich ein Seminar gebe, weiß ich die ganze Zeit, warum ich hier bin, wer die Menschen vor mir sind und welches Thema ich gerade behandle, weil mein Kurzzeitgedächtnis mich ständig darüber informiert.

Manchmal verschlechtern sich die Funktionen des präfrontalen Kortex, beispielsweise durch Alzheimer oder eine frontale Hirnverletzung infolge eines Autounfalls. Bei solchen Patienten ist das Kurzzeitgedächtnis beschädigt, bei Demenz sogar hochgradig. Die Folgen sind schlimm, wie man etwa auf der psychogeriatrischen Station eines Pflegeheims jeden Tag aufs Neue erleben kann. Eine Patientin kommt auf mich zu und fragt: «Wer sind Sie? Bringen Sie mich bitte nach Hause, denn hier wohne ich nicht.» Ich biete ihr meinen Arm an. «Gehen Sie ein Stückchen mit mir zu Ihrem Zimmer, Frau H.?» Wir gehen langsam zu ihrem Zimmer, vor der Tür zeige ich auf das Schild, auf dem in großen Lettern ihr Name steht. «Sehen Sie, Ihr Name. Das ist Ihr Zimmer, hier wohnen Sie. Sollen wir kurz hineingehen? Dann schauen wir uns die Fotos von Ihren Kindern und Enkeln an.» Wir treten ein und bleiben vor den Fotos auf dem Nachttisch stehen. «Sehen Sie, Ihre Kinder und Enkel, erkennen Sie sie?» Ja, nickt sie, das sind meine Kinder … Ich mache mich wieder auf den Weg, merke aber, dass sie wieder hinter mir her kommt, also drehe ich mich um. Sie sagt: «Sie bringen mich doch nach Hause, oder? Ich wohne hier nicht.»

Wie ist das tägliche Leben für jemanden, dessen Kurzzeitgedächtnis verloren geht? Diese Menschen kommen alle drei Minuten aus einem dunklen Loch. Sie entwickeln keine Vorgeschichte und fragen sich in einem fort, wer die Menschen um sie herum sind, was sie hier eigentlich tun und warum sie nicht nach Hause dürfen. Man kann sich gar nicht vorstellen, mit welcher Angst und Panik das verbunden ist. Man muss daher alles daran setzen, das Funktionieren des präfrontalen Kortex und seiner Funktionen optimal zu gewährleisten.

Demenz und Autopilot

Wenn bei einer Demenz zunehmend Nervenzellen unter anderem in der Hirnrinde (dem obersten Teil des Gehirns, dem neomammalischen Gehirn) verloren gehen, fehlen bei den Gebieten, die normalerweise von der Hirnrinde kontrolliert werden, wie der Amygdala, die Hemmungen. Die Amygdala spielt in unserem Gefühlsleben eine wichtige Rolle, und man kann sich vorstellen, was passiert, wenn der präfrontale Kortex nicht mehr hinreichend funktioniert: Das Gefühlsleben (die mittlere Schicht) ist weitgehend ungehemmt; der einzige gut funktionierende Teil des Gehirns ist die unterste Schicht, die des Autopiloten. Häufig begegnet einem diese Fehlfunktion bei älteren Menschen, etwa bei einer dementen Frau, die häufig grundlos weint oder Angst hat. Warum verhält sie sich so, es ist doch nichts Besonderes passiert? Doch – allerdings nicht in ihrer Umgebung, sondern in ihrem Gehirn. Wenn die Amygdala aufgrund des schlechter funktionierenden präfrontalen Kortex weniger gehemmt wird, bekommen Ängste und Traurigkeit freien Lauf. Sie werden dann nämlich nicht mehr ausreichend unterdrückt, wie das bei Menschen *ohne* Demenz der Fall ist. Häufig erlebt man, wie diese Menschen auf die unterste Schicht, das protoreptilische Gehirn, zurückfallen, was automatisches Verhalten gut erklärt.

Exekutive Funktionen – unabdingbar für das Gedächtnis

Eine Geschichte ist so interessant, dass man sich jedes Wort davon merken möchte. Das geht aber nicht, denn der Arbeitsspeicher hat nur eine begrenzte Kapazität. Unbewusst lässt man also Erzählelemente außer Acht, die weniger relevant sind, damit man sich auf wirklich Wichtiges konzentrieren kann. Mit anderen Worten: Man kann sich nichts merken, wenn man es nicht schafft, «irrelevante» Informationen zu blockieren und dadurch zu kontrollieren. Das ist eine exekutive Funktion. Fehlt einem diese, hat man Schwierigkeiten, sich überhaupt etwas zu merken.

Eine andere für das Gedächtnis essentielle exekutive Funktion ist Aufmerksamkeit. Wenn man sich etwas merken will, muss man seine Aufmerksamkeit auf Wichtiges lenken können: Man muss fokussieren können. Ebenfalls wichtig für das Gedächtnis ist das uns schon wiederholt begegnete Set-Shifting. Um sich Dinge gut merken zu können, muss man in der Lage sein, Informationen von verschiedenen Seiten aus zu betrachten und nicht nur von einem Standpunkt aus. Set-Shifting gewährleistet das.

5 Die Weisheit des Gehens

«Gehen ist des Menschen beste Medizin.»
Hippokrates

«Gehen ist das beste Training. Gewöhnen Sie sich daran,
weite Strecken zu gehen.»
Thomas Jefferson

«Alle wahrhaft großen Gedanken kommen
einem beim Gehen.»
Friedrich Nietzsche

«Auf seinen Lorbeeren auszuruhen ist so gefährlich,
wie auf einer Schneewanderung auszuruhen.
Du nickst ein und stirbst im Schlaf.»
Ludwig Wittgenstein

«Die Weisheit des Alters: Immer weitergehen.»
Mason Cooley

«Wenn ich recht für mich bin und guter Dinge,
etwa auf Reisen im Wagen oder nach guter
Mahlzeit beim Spazieren, und in der Nacht,
wenn ich nicht schlafen kann:
da kommen mir die Gedanken stromweis und am besten.»
Wolfgang Amadeus Mozart

Auf Schusters Rappen

Gehen ist eine Form der Bewegung, die wir jeden Tag, jeden Augenblick ausüben können, und bei der wir selbst die Intensität der Anstrengung bestimmen und verändern können. Deswegen können wir lange durchhalten. Gehen wird auch das «beinahe perfekte Training» genannt; es kann während der Arbeit und bei Haushaltsaktivitäten durchgeführt werden, und jeder, der imstande ist zu laufen, kann es in jedem Alter tun.[1]

Gehen lässt sich bereits in jungem Alter stimulieren, indem man andere dabei beobachtet. Die Nervenzellen (Neuronen) im Gehirn, die erhöhte Aktivität aufweisen, wenn man anderen etwa bei ihren sportlichen Aktivitäten zusieht, nennt man Spiegelneuronen. Kinder beobachten ihre Eltern und imitieren sie – also sollten die Eltern ein gutes Vorbild abgeben! Wie wichtig ist Ihnen, dass Ihre Kinder sich bewegen, wenn Sie sich selbst nicht gerne bewegen? Und wie wichtig finden Sie es, dass Ihre eigenen Eltern im Alter von siebzig an aufwärts sich noch bewegen, wenn Sie selbst lieber sitzen als laufen? Verbringen wir den Sonntagsbesuch bei Oma und Opa am Kaffeetisch, oder gehen wir zusammen spazieren und machen höchstens zwischendurch eine Sitzpause?

Spiegelneuronen kommen im Gehirn an verschiedenen Stellen vor. Eine davon ist der prämotorische Kortex. Auch der Parietallappen hat mit der Beobachtung von Fußbewegungen etwas zu tun. Praktischerweise ist der prämotorische Kortex bereits in jungem Alter ausgewachsen, so dass Laufbewegungen schon von klein auf beobachtet werden können. Die primären motorischen und sensorischen Areale bleiben selbst bei einer Alzheimererkrankung noch relativ lange intakt. Das «Use it or lose it»-Prinzip (man muss bestimmte Fähigkeiten aktiv nutzen, andernfalls verliert man sie)[2] trifft hier voll zu.

Bei Menschen mit Hirnschäden in anderen Arealen konnte man, wenn sie eine bestimmte Aufgabe erledigten, sogar eine erhöhte Aktivität im prämotorischen Kortex feststellen.[3] Wissenschaftler betrachten dies als eine Art Kompensation der verminderten Aktivität in den betroffenen Gebieten. Dadurch kann der Patient bestimmte Aufgaben doch noch so gut wie eben möglich ausführen. Während ich an diesem Kapitel schreibe, untersucht Gerdine Douma, eine Doktorandin der Freien Universität Amsterdam, ob die Beobachtung von Menschen, die sich bewegen, Alzheimerpatienten bzw. Patienten mit einer anderen Form von Demenz dazu anregt, sich selbst mehr zu bewegen. Auf große Videoschirme im Aufenthaltsraum des Pflegeheims werden Bilder projiziert, die Menschen beim Gehen zeigen – nicht aufdringlich, aber doch so, dass die dort sitzenden Bewohner die Gehenden gut beobachten können. Auf diese Weise sollen die – im Idealfall – noch immer aktiven Spiegelneuronen angeregt werden.

Pilgern: Gehen als Meditation

Gehen wurde lange Zeit nicht nur als Möglichkeit angesehen, um von A nach B zu gelangen, sondern auch als eine gute Methode zur Meditation. Man denke an berühmte Pilgerreisen wie die nach Santiago de Compostela oder nach Mekka.

Das Wort Pilger bezeichnet jemanden, «der in ferne Länder und unerschlossene Gebiete reist»,[4] doch eine Pilgerreise ist viel mehr. Früher war Pilgerschaft eine Lebensweise. Man reiste und wanderte für mehr Selbstvertrauen und Gesundheit.[5] Es war mehr als nur die Reise zu einer heiligen Stätte oder Teil einer religiösen Routine.[6] Man legte eine lange Strecke zu Fuß zurück, auf einem Weg, der Teil einer jahrhundertealten Tradition ist und den man mit anderen Pilgern gemeinsam unternimmt. Die Pilgerschaft befähigt zur Selbstreflexion, zur Einkehr in sich selbst. Eigentlich ist es nicht von

Belang, ob man nach Santiago de Compostela wandert oder an einen anderen Ort – im Grunde geht es darum, über den Tellerrand zu blicken und über sich selbst hinauszuwachsen. So entsteht eine spirituelle Suche. Eine Pilgerreise kann helfen, in einer Zeit der inneren Zerrissenheit und der äußeren Überreizung wieder zum Einklang mit sich selbst zurückzufinden.

Pilgern und Gesundheit

Eine aktuelle Studie enthält einen Bericht über eine zwölftägige Wanderung nach Santiago de Compostela, an der gesunde Männer und Frauen zwischen vierzig und siebzig Jahren (Durchschnittsalter sechzig) teilnahmen.[7] Täglich wurden im Schnitt 23 km in 5,5 Stunden zurückgelegt. Sehr schnell ließen sich positive Auswirkungen auf die sogenannten kardiovaskulären Risikofaktoren feststellen: eine Zunahme des «guten» HDL-Cholesterins und gleichzeitig eine Abnahme des «schlechten» LDL-Cholesterins sowie des Körpergewichts. Die Wissenschaftler schließen daraus, dass Pilgern (aufgrund der körperlichen Anstrengung und möglicherweise auch einer Ernährungsumstellung) sich unmittelbar positiv auf wichtige kardiovaskuläre Risikofaktoren auswirkt.[8]

Meditation und neuronale Schaltkreise

Der ventromediale präfrontale Kortex

Mit bildgebenden Techniken lassen sich Hirnareale sichtbar machen, die auch bei der Meditation eine wichtige Rolle spielen.[9] Diese Areale – darunter der ventromediale präfrontale Kortex (vmPFC) an der Vorderseite des Gehirns und der

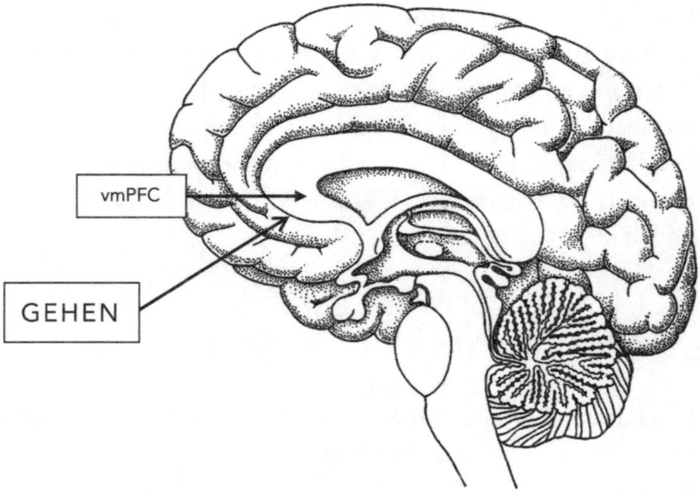

Abbildung 9: Einer der wichtigsten Bereiche in diesem neuronalen Schaltkreis ist der ventromediale präfrontale Kortex (vmPFC). Dort ist nach *körperlicher* Aktivität eine erhöhte Aktivität sichtbar.

Hippocampus – bilden zusammen einen sogenannten neuronalen Schaltkreis. Dieser Schaltkreis ist die Basis der «Weisheit»; ebenfalls dazu gehören Selbstkritik und prosoziales (das heißt auf das Wohlergehen des Anderen abzielendes) Verhalten, Abwägen von Gefühlen (nicht im Affekt reagieren) und Empathie. Körperliche Aktivität wie Gehen kann eine erhöhte Aktivität im ventromedialen präfrontalen Kortex bewirken.

Hippocampus

Wie funktioniert das genau? Nehmen wir ein einfaches Beispiel: Man überlegt sich etwa, dass man gerne spazieren gehen möchte. Die Initiative, sich dann wirklich auf den Weg zu machen, entsteht in bestimmten Hirnarealen im präfrontalen Kortex, dem Teil des Gehirns an der Vorderseite (Stirn). Der präfrontale Kortex gibt ein Signal an die (prä-)motorischen

Gebiete, dass nun eine Bewegung stattfinden soll. Aus diesen Gebieten werden Signale über absteigende Bahnen und über das Rückenmark an die Muskeln gesendet, so dass man sich tatsächlich bewegt. Damit man sich auch *gut* bewegt, gehen auch Informationen von und zum Parietallappen.[10] Dieser Teil des Gehirns sorgt für die notwendige räumliche Information. Bewegung findet immer im Raum statt, und die räumliche Information brauchen wir für eine gut koordinierte Bewegung, damit wir beispielsweise nicht über eine Türschwelle stolpern.

Bestimmte Bereiche im Parietallappen informieren dafür den Hippocampus,[11] wo räumliche Information gespeichert wird. Darauf lässt sich erneut zurückgreifen, wenn man sich im selben oder einem ähnlichen Raum bewegt. Die verschiedenen Hirnareale tauschen also ständig Informationen miteinander aus. Je mehr man sich bewegt, desto mehr (räumliche) Erfahrung sammelt man und desto mehr Informationen hat man zur Verfügung. So bewegt man sich zunehmend leichter!

Aus diesen Erkenntnissen ergibt sich, dass ein Bestandteil des Gehirns wie der Hippocampus, bekannt für seine wichtige Rolle beim «Lernen» und beim Gedächtnis, auch für die Bewegung essentiell ist.

Ein aktiver Hippocampus als Folge von körperlicher Aktivität

Besonders viele Tierversuche widmen sich den Auswirkungen körperlicher Aktivität auf Teile des Gehirns wie den Hippocampus. Bei Ratten zeigt sich beispielsweise, dass Schwimmen zu einem erhöhten *Nerve Growth Factor* (NGF) führt, einem Neurotrophin, das überall im zentralen Nervensystem vorkommt und die Neurotransmitter nährt. Neurotransmitter sind chemische Stoffe im Gehirn, mit denen ein Signal von einem Hirnareal in ein anderes übermittelt werden kann.[12] Wissenschaftler haben eine Zunahme einiger Neuronen (Neu-

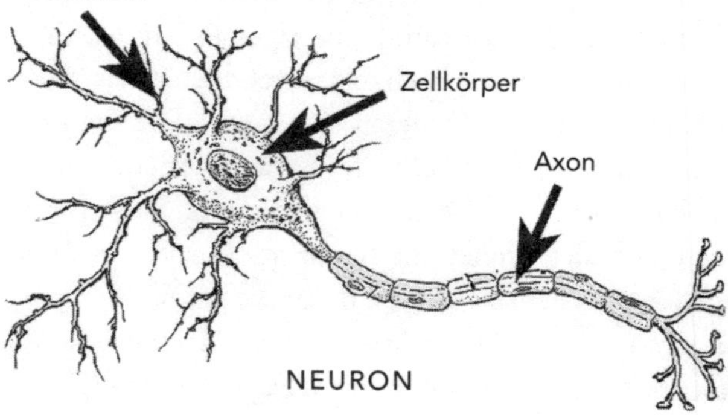

Abbildung 10: Eine Nervenzelle (Neuron) mit Dendriten und einem Axon

rogenese) und eine längere Überlebensdauer einer Nervenzelle beim Schwimmen festgestellt.

Ein anderes Neurotrophin, das überall im Gehirn vorkommt und wichtig für die Bildung neuer Nervenzellen ist, ist der Wachstumsfaktor BDNF *(Brain-Derived Neurotrophic Factor)*. Auch das Niveau dieses Neurotrophins erhöht sich durch Bewegung. Nicht nur eines, sondern gleich mehrere Neurotrophine in unserem Hirn reagieren also positiv auf Bewegung. Zudem bewirkt körperliche Aktivität, dass sich im Hippocampus längere und komplexere Dendriten bilden.[13] Diese Ausläufer der Nervenzellen leiten elektrische Impulse von der dazugehörigen Nervenzelle weg und zu ihr hin. Ein Axon ist ein Fortsatz einer Nervenzelle, der Informationen von einer Nervenzelle zur anderen transportiert.

Das alles zusammen wirkt sich äußerst positiv auf die Funktionen des Gehirns aus: Neuronen haben Fortsätze; je mehr Neuronen es gibt, desto mehr Fortsätze gibt es. Je mehr Fortsätze es gibt, desto mehr Kontakte können zwischen Neuronen bestehen und desto besser können die verschiedenen Hirnareale miteinander kommunizieren.

Eine andere Folge von körperlicher Aktivität ist die verbesserte Durchblutung des Gehirns, was unter anderem die Aktivität des Hippocampus positiv beeinflusst.[14] Bessere Durchblutung entsteht durch eine verbesserte Wirkweise von Neurotransmittern.

Kurze Zusammenfassung

Gehen kann sich positiv auf die kognitiven Prozesse auswirken und zu mehr «Weisheit» führen, durchaus vergleichbar der Meditation. Die dabei beteiligten Gehirnbereiche, die zusammen «funktionelle Schaltkreise» bilden, sind unter anderem der ventromediale präfrontale Kortex und der Hippocampus. Gehen verbessert die Wirkungsweise dieser Schaltkreise: Das Niveau von Neurotrophinen erhöht sich, Dendriten werden länger und komplexer, die Durchblutung verbessert sich und die Anzahl der Neuronen unter anderem im Hippocampus nimmt zu.

Ein aktiverer Hippocampus gegen Stress

Unter Einfluss von Stress produziert der Hypothalamus das *Corticotropin-Releasing Hormone* (CRH), das die Hypophyse (Hirnanhangdrüse) zur Ausschüttung von *Adrenocorticotropem Hormon* (ACTH) stimuliert. Das wiederum regt die Nebennierenrinde zur Sekretion von Glucocorticoiden (Cortisol) an. Diese sogenannte Stressachse nennt man daher auch HPA-Achse (für Hypothalamus-Hypophysen-Nebennierenrinden-Achse). In einer normalen Situation bremst Cortisol über den Hippocampus die Ausschüttung von CRH und ACTH durch den Hypothalamus und die Hypophyse. Der Hippocampus wirkt nämlich dämpfend auf den Hypothalamus und mithin auf die Produktion von CRH.

Bei anhaltendem Stress wird aber immer mehr Cortisol

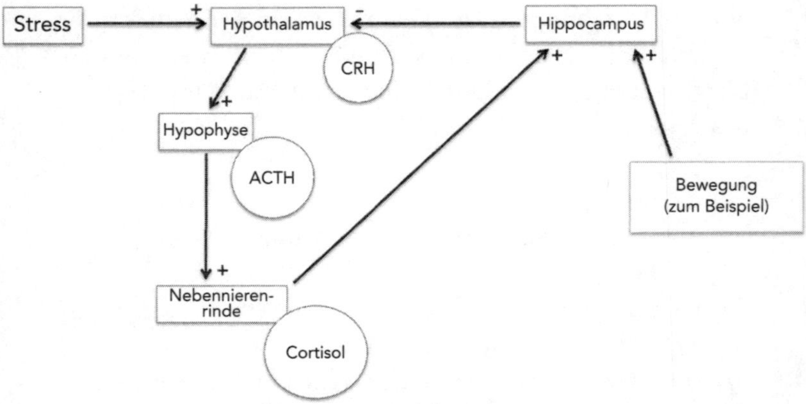

Abbildung 11: Die Stressachse, auch HPA-Achse (Hypothalamus-Hypophyse-Nebennierenrinden-Achse) genannt

produziert. Dadurch funktioniert der Hippocampus schlechter, und seine dämpfende Wirkung auf die Stressachse nimmt ab. So entsteht ein Teufelskreis, bei dem mehr Stress durch die zunehmende Produktion von Cortisol zu noch mehr Stress führt. Auch hier kann Gehen die Aktivität des Hippocampus steigern, mit der Folge, dass dieser seine hemmende Wirkung auf den Hypothalamus (HPA-Achse) weiterhin ausüben und sogar wieder steigern kann. Über die dämpfende Wirkung des Hippocampus auf die HPA-Achse führt Gehen zur Stressverminderung, weil weniger Cortisol produziert wird.

6 Kondition und Kognition

«Im Gehirn überlappen sich die bei der Motorik beteiligten neuronalen Systeme mit denen, die für die Kognition eine Rolle spielen.»

«Bewegung wird bisweilen auch eine höhere kognitive Funktion genannt.»

Signale an das Gehirn

Bisher wurden in diesem Buch vor allem die (möglichen) nachteiligen Effekte von keiner oder weniger Bewegung und einer reizarmen Umgebung (Pflegeheim, Gefängnis) auf Körper und Geist erörtert. Doch in welcher Weise wirken sich eine stimulierende Umgebung und Bewegung positiv auf die Gehirnfunktionen aus?

Als Erstes möchte ich der Frage nachgehen, ob Bewegung lediglich eine Form von stimulierender Umgebung ist oder noch *etwas anderes*. Eine stimulierende Umgebung ist eine Umgebung mit vielen verschiedenartigen Sinnesreizen. Das ist eine wichtige Frage, denn sollte diese Annahme richtig sein, dann ist Bewegung in der Tat das Beste, was man für sein Gehirn tun kann. Intuitiv würde ich dieser Annahme sogar zustimmen. Wenn sich jemand bewegt, strömen auf sein Gehirn sehr viele Sinnesreize ein, schon seitens der eigenen Muskeln und Gelenke, darüber hinaus aber auch visuelle und auditive Reize, denn beim Laufen muss man auf den Weg achten, und im Freien hört man etwa Vogelgezwitscher, Autos und Straßenbahnen. Das alles macht eine stimulierende Umgebung aus. Wenn Bewegung und stimulierende Umgebung hingegen einander *ergänzen,* also komplementär sind, dann ist Bewegung *allein* nicht das Optimum zur Stimulation des Gehirns.

Gerd Kempermann, eine Koryphäe auf diesem Gebiet, veröffentlichte 2010 eine interessante Abhandlung über die Frage, ob Bewegung und stimulierende Umgebung sich unterscheiden oder einander ergänzen. Laut Kempermann erfordert eine stimulierende Umgebung *im Gegensatz zu Bewegung* komplexe kognitive Prozesse, da beispielsweise in der Natur immer wieder neue Probleme zu lösen sind. Sowohl Komplexität als auch Neuartigkeit sind essentielle Eigenschaften, so die

Wissenschaftler. Eine stimulierende Umgebung muss überdies eine gewisse Portion «Unsicherheit» bieten, die für «Spannung» sorgt und unsere kognitive Flexibilität herausfordert.

Kempermann und seine Kollegen betrachten körperliche Aktivität oder Bewegung als Signal an das Gehirn, dass demnächst wahrscheinlich kognitive Fähigkeiten gefragt sein werden, so dass bestimmte Prozesse in Gang gesetzt werden müssen. Denn durch Bewegung verändert sich die Umgebung, weshalb kognitive Funktionen sich in Bereitschaft versetzen müssen. Die Wissenschaftler kommen zu dem Schluss, dass Bewegung eine Art «Vorläufer»-Rolle bei der Produktion von neuen Nervenzellen spielt und dass eine stimulierende Umgebung ebenfalls zu ihrer Bildung beiträgt. Bewegung und stimulierende Umgebung ergänzen einander also. Mit anderen Worten: Laut diesen Wissenschaftlern ist Bewegung die Grundlage der Kognition.

Eine spätere Studie hat den Ausgangspunkt noch genauer untersucht.[1] Ein Versuch mit Mäusen zeigte, dass körperliche Aktivität doch der wesentliche Bestandteil einer stimulierenden Umgebung ist, also jenes Element, das für die Bildung neuer Nervenzellen im Hippocampus sorgt. Die Mäuse durften sich aussuchen, ob sie lieber rennen oder sich in einer stimulierenden Ecke des Käfigs aufhalten wollten. Sie entschieden sich für Rennen. Dabei wirken sich das Maß der körperlichen Aktivität, also die zurückgelegte Strecke, die Mobilität (zu wie vielen verschiedenen Orten kommt das Tier?) und die Aufenthaltsdauer des Tieres an einem Ort auf das Maß der Stimulierung aus.[2] Ebenfalls bemerkenswert ist in diesem Zusammenhang, dass eine Ernährung mit viel Zucker, Fett und Kalorien die Neubildung von Nervenzellen im Hippocampus wieder reduziert.[3]

Die Auswirkungen von Bewegung

Blutdruck

Es dürfte kaum überraschen, dass beim Älterwerden das Herz-Kreislauf-System altersbedingte Veränderungen zeigt, wie zum Beispiel eine abnehmende maximale Herzfrequenz.[4] Laut einigen Wissenschaftlern genügt bereits ein Trainingsprogramm von durchschnittlich acht bis zwölf Wochen, selbst von mäßiger Intensität, um den Zustand des Herzens zu verbessern. Dadurch kann auch der Blutdruck sinken. Andere wiederum gehen davon aus, dass man für einen positiven Effekt mindestens zwölf Wochen trainieren muss.

Um effektiv zu sein, muss ein solches Trainingsprogramm mindestens dreimal wöchentlich ein Ausdauertraining von jeweils fünf bis sechzig Minuten, am besten jedoch von dreißig Minuten umfassen. Die angestrebte Herzfrequenz muss bei 50 bis 60 Prozent der maximalen Herzfrequenz (hohe Intensität) liegen. Weiter empfehlen die Wissenschaftler ein fünf- bis zehnminütiges Aufwärmprogramm vor dem Training und ein ebenso langes Abwärmprogramm danach. Neben Ausdauertraining müssen auch Krafttraining, Dehn- und Gleichgewichtsübungen in das Programm integriert sein. Wichtig ist, dass man nicht über seine körperlichen Grenzen geht.[5]

Herz- und Gefäßerkrankungen sowie Herzversagen und Bluthochdruck sind häufig die Folge von Überaktivität des Sympathikus (Sympathisches Nervensystem, der andere Teil heißt Parasympathikus; zusammen bilden sie das vegetative Nervensystem).[6] Wissenschaftlern zufolge kann man von einer Art chronischer Überaktivität des Sympathikus sprechen, die zu einer Gefäßverengung führt. Der Blutdruck lässt sich deutlich senken, wenn man diese Überaktivität einzudämmen weiß, beispielsweise durch körperliche Anstrengung.[7] Man beachte, dass sich mit einem viermonatigen Trainingsprogramm die Überaktivität des Sympathikus bereits um 37 Prozent reduzieren lässt! Aus epidemiologischen Studien, in denen untersucht wird, ob es einen Zusammenhang zwischen zwei Faktoren gibt, weiß man, dass Bluthochdruck mit einem sedentären, also inaktiven Lebensstil verbunden ist.[8] Aufgrund körperlicher Inaktivität lässt sich zukünftiger Bluthochdruck vorhersagen. Sehr ermutigend ist dabei immerhin, dass adipöse Menschen mit hohem Blutdruck am meisten von Bewegung profitieren.

Körpergewicht

Immer wieder sieht man übergewichtige Menschen mit nicht zu übersehendem Bauch keuchend und schwitzend im Trainingsanzug am Straßenrand joggen. Menschen zu so etwas zu ermutigen ist *nicht* das Ziel dieses Buches! Hier geht es um den Kampf gegen das «Nichtbewegen», nicht um Trainingsanzüge, Sportschulen und halbe oder ganze Marathons.

Aktive Menschen haben eine bessere Kontrolle über ihr Gewicht. Bewegung reduziert Gewicht und Fettspeicherung und wirkt sich positiv auf das Essverhalten aus. Insbesondere die Kombination von Bewegung und verändertem Essverhalten wirkt sich stark auf die Abnahme von Körpergewicht aus.[9] Um konstant abzunehmen, muss man sich an ein Bewegungsprogramm halten und es mit einer Diät kombinieren.

Fettstoffwechsel

Der Effekt von Bewegung auf den Fettstoffwechsel wurde bereits gut beschrieben und ist eigentlich in aller Munde. HDL *(High Density Lipoproteine)* sind die «guten» Fette und LDL *(Low Density Lipoproteine)* die «schlechten». Eine hohe Konzentration von Triglyceriden im Blut kann zu Herz- und

Gefäßerkrankungen führen, es ist also wichtig, sie zu reduzieren. Dies geschieht in dem Maße, in dem man sich bewegt. Wie viel körperliche Anstrengung jedoch genau nötig ist, um einen positiven Effekt auf den Fettstoffwechsel zu erzielen, ist leider nicht klar.

Ein Beispiel: An einer Studie nahm eine Gruppe von Senioren im Alter von 65 bis 94 Jahren teil.[10] Ein Teil davon befand sich in der Kontrollgruppe, der andere Teil in der Experimentalgruppe, die acht Monate lang an einem Bewegungsprogramm mit einer Intensität von 60 bis 80 Prozent der maximalen Herzfrequenz teilnahm. Der Cholesterinspiegel im Ganzen, die LDL- sowie Triglycerid-Werte nahmen bei der Experimentalgruppe ab; bei der Kontrollgruppe blieb alles beim Alten.

Psychologische Auswirkungen

Ungeheuer viele Studien gibt es zu der Frage, wie sich Bewegung auf Glücksempfinden, Zufriedenheit und Selbstvertrauen älterer Menschen auswirkt. Ein ausführlicher Übersichtsartikel von Dr. Karen Windle und Mitarbeitern aus dem Jahr 2010 beleuchtet den Effekt von Yoga, Laufen, Tai-Chi, Gleichgewichtstraining und einer Kombination dieser Therapien.

Die Dauer der genannten Aktivitäten variierte von einmal wöchentlich 45 Minuten bis dreimal wöchentlich eine Stunde. Die Wirkung wurde immer statistisch überprüft, es ist also erst dann die Rede von einer Wirkung, wenn sie wirklich «signifikant» ist. Eine Randnotiz für diejenigen, die es genau wissen wollen: Eine signifikante Wirkung kann durchaus auch *klein* sein.

Vermindern des akuten Herztodrisikos

Das Risiko, sich während oder nach einer körperlichen Anstrengung eine akute Herzerkrankung zuzuziehen, ist bei Menschen, die bereits länger an körperliche Anstrengung gewöhnt sind,[11] verständlicherweise deutlich geringer. Beruhigend ist auch, dass die Vorteile eines aktiven Lebens für die Gesundheit die Risiken einer solchen Herzerkrankung während oder nach einer Anstrengung ganz aufwiegen.

Wie eine der Studien zeigt, nimmt bei Menschen, die sich mehr als 140 Minuten pro Woche ausgiebig bewegen, die Wahrscheinlichkeit für einen Herzstillstand während einer wesentlich größeren Anstrengung um den Faktor 5 zu, während bei Menschen, die sich nur maximal 19 Minuten pro Woche gut bewegen, das Risiko sich um den Faktor 56 (!) erhöht. Regelmäßige, ausreichende Bewegung schützt also vor Herzstillstand.

Zeitlich weiter zurückliegende Studien zeigen dasselbe Bild. Im Rahmen einer sogenannten Längsschnittuntersuchung (eine Studie über einen längeren Zeitraum) nahmen inaktive (8500 kcal/Woche) Menschen an einem Trainingsprogramm teil. Tod als Folge von koronarem Herzleiden (Erkrankung der Herzkranzgefäße) kam in der aktiven Gruppe um 50 Prozent und akutes Herzversagen um ein Drittel weniger häufig vor als bei weniger aktiven Menschen. Der Schutz vor Herzleiden, den vielfältige Bewegung bot, war übrigens vier Jahre nach Beendigung des Trainingsprogramms wieder verschwunden.[12]

Laut Wissenschaftlern, die diese Untersuchung bereits 1991 durchführten, bietet ein leichtes bis mäßig intensives Programm den günstigsten Effekt mit den wenigsten Risiken. Einige Studien kommen allerdings zu dem Schluss, dass mehr als fünf Jahre Training notwendig sind, um einen Schutz des Herzens herbeizuführen. Weiterhin wird empfohlen, auf dynamische Bewegungen zu setzen. Große Muskeln müssen mindestens zwanzig Minuten lang und dreimal wöchentlich bei einer Intensität von mindestens 60 Prozent der individuellen maximalen Leistungsfähigkeit trainiert werden. Bei Senioren ist eine Zunahme der Herzfrequenz um 30 bis 45 Prozent ebenso wirkungsvoll wie ein intensiveres Programm.[13]

Welche Formen der Bewegung haben einen möglichen Effekt auf die Kognition?

Gehen ist bei älteren Erwachsenen die häufigste Aktivität (69 Prozent der Männer und 75 Prozent der Frauen gehen).[14] Diese Form der Bewegung ist auch für Menschen mit wenig Freizeit recht zugänglich und wird von ihnen akzeptiert.[15] Deshalb ist es interessant zu sehen, wie sich Gehen auf die kognitiven Funktionen auswirkt. An der Freien Universität Amsterdam haben wir vor einiger Zeit in einer Meta-Analyse untersucht, inwiefern sich Gehen insbesondere auf die exekutiven Hirnfunktionen auswirkt. Dazu gehören beispielsweise Planung, kognitive Flexibilität, Aufmerksamkeit, Impulskontrolle und kognitive Kontrolle, Set-Shifting – kurzum: genau jene Fähigkeiten, von denen der Grad unserer Selbständigkeit abhängt.[16]

Das Ergebnis war, dass Laufen eine Verbesserung insbesondere der Impulskontrolle bewirkt – jedoch nur bei älteren Menschen, die zuvor inaktiv waren. «Inaktiv» heißt bei solchen Studien, dass die Teilnehmer sich weniger als eine halbe Stunde täglich mäßig intensiv bewegten. Der Effekt auf die Impulskontrolle wurde übrigens in vielen Studien festgestellt, es ist also ein ziemlich «konsistentes» Ergebnis.

Fitte Kinder überqueren die Straße sicherer

In einer Studie von Dr. Laura Chaddock und Mitarbeitern an der Universität von Illinois (2012) wurden die Probanden auf eine «Aufgabe» aus dem täglichen Leben getestet, nämlich das Überqueren einer Straße. Man denkt zwar nicht sofort daran, doch das Überqueren einer Straße ist eine Art Multitasking: Man muss auf viele Dinge gleichzeitig achten. Wie man sich denken und wie man derzeit beinahe täglich feststellen kann, stört die Benutzung eines Mobiltelefons dabei. Kinder benutzen häufig Handys oder hören Musik. Darin bestanden auch die ablenkenden Faktoren bei dieser Studie. Um einen guten Ausgang in allen Fällen sicherzustellen, wurde das Überqueren in einer virtuellen Umgebung getestet.

Zwei Gruppen nahmen an dem Test teil: Kinder mit hoher und Kinder mit geringer Fitness. Die Resultate zeigen, dass der Gebrauch eines Mobiltelefons, überraschenderweise jedoch nicht das Hören von Musik, bei allen Kindern einen negativen Effekt darauf hatte, wie erfolgreich sie die Straße überquerten. Die fitten Kinder wurden durch Mobiltelefon und Musik am wenigsten abgelenkt. Wie stellten die Wissenschaftler das fest? Die weniger fitten Kinder drehten ihren Kopf viel mehr, brauchten länger beim Überqueren und hielten weniger Abstand.

Bewegung zwischendurch wirkt Wunder

Laut einem kürzlich erschienenen Übersichtsartikel von Lot Verburgh, einer Doktorandin der Freien Universität Amsterdam, lässt sich bei Kindern, Jugendlichen und jungen Erwachsenen mit kurzen Einheiten körperlicher Aktivität ein mittelgroßer positiver Effekt auf kognitive Fähigkeiten wie den exekutiven Funktionen erzielen.[17] Dieser Artikel zeigt auch, dass die Effekte von langen Bewegungseinheiten auf

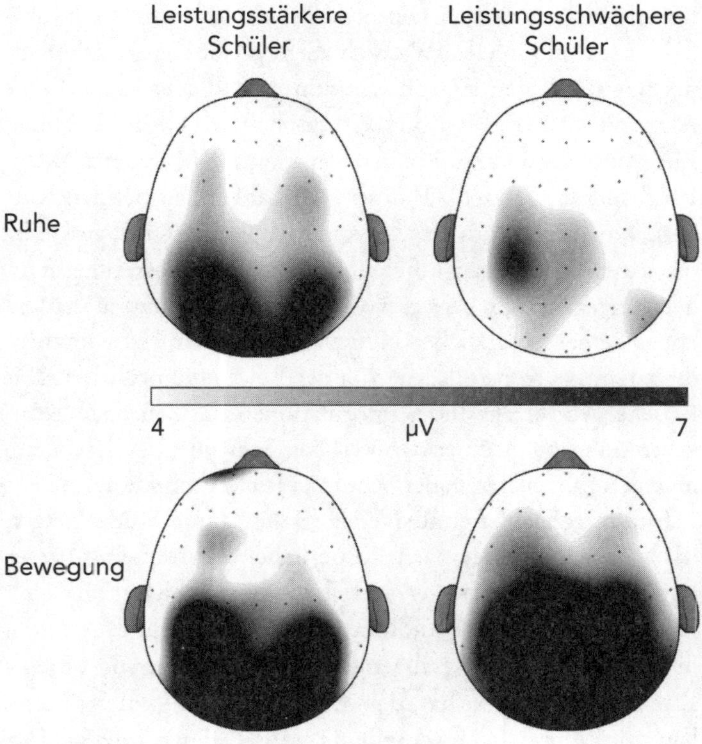

Abbildung 12: Kinder, die bei einer bestimmten Aufgabe schlechtere Leistung erbrachten (leistungsschwächere Schüler), weisen auch eine geringere Hirnaktivität bei Durchführung dieser Aufgabe im Ruhezustand auf. Doch nach zwanzig Minuten körperlicher Anstrengung zeigen sie eine ebenso starke Hirnaktivität wie die leistungsstärkeren Schüler, und ihre Leistung verbessert sich. Leistungsschwächere Schüler profitieren also am stärksten von kurzen Pausen mit Bewegung.

die Kognition deutlich weniger konsistent sind – dazu später mehr.

Viele Eltern fragen sich, ob die Unterrichtszeit ihrer Kinder nicht durch Bewegungspausen unterbrochen werden müsste, damit die Kinder sich besser auf den Unterrichtsstoff konzentrieren können. Eine sehr wichtige Frage! Eine aktuelle Studie gibt darauf eine erste Antwort.[18] Sie setzte sich mit der kognitiven Kontrolle von Kindern auseinander, wobei Funktionen wie Impulskontrolle, Arbeitsgedächtnis und kognitive Flexibilität eine Rolle spielen. Wie sich zeigt, profitieren gerade Kinder mit schlechten Ergebnissen von zusätzlicher körperlicher Aktivität. Daher boten die Wissenschaftler der ausgewählten Zielgruppe eine kurze Einheit von zwanzig Minuten auf dem Laufband an. Tatsächlich führte die Laufeinheit bei den Kindern, die bei den Aufgaben zuvor am schlechtesten abgeschnitten hatten, zu einer signifikanten Leistungsverbesserung. Kinder hingegen, die bereits vorher gut abgeschnitten hatten, zogen keinen zusätzlichen Nutzen daraus. Hier ist es vor allem die kognitive Kontrolle, die von der Bewegung profitiert. Das Absehen von irrelevanten Informationen trägt zu mehr Konzentration und Aufmerksamkeit bei. Sehr wichtig also, wenn man den ganzen Tag in der Schule ist (siehe Abbildung 12).

Eine vergleichbare, aber einige Jahre ältere Studie zeigte, dass manche Kinder nach körperlicher Anstrengung besser lesen, jedoch nicht besser schreiben oder rechnen konnten.[19] Die positiven Effekte sind also sehr spezifisch und betreffen nicht die Schulleistung allgemein. Man nimmt an, dass dieser Effekt damit zu tun hat, dass die Leseprüfung zuerst abgelegt wurde und Rechtschreibung und Rechnen folgten. Der Effekt, so glaubt man, war also schon wieder verflogen, als Schreiben und Rechnen geprüft wurden. Besonders betont wurde, dass die Hirnareale, die bei kognitiven Funktionen wie der kognitiven Kontrolle beteiligt sind, nämlich der präfrontale Kortex, der anteriore cinguläre Kortex, der Temporal- und der Parietallappen, Zeit brauchen, um sich zu entwickeln.[20]

Soziale Medien

Viele Wissenschaftler untersuchten den Zusammenhang zwischen körperlicher Inaktivität und Bildschirmzeit *(screen time)*, insbesondere in der Freizeit. Dazu zählt auch der Ge-

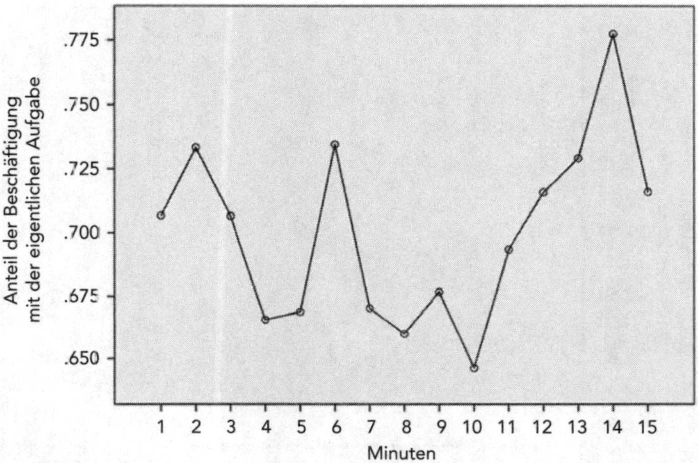

Abbildung 13: Alle paar Minuten wird die Aufmerksamkeit wieder auf etwas anderes als die eigentliche Aufgabe gerichtet.

brauch von Mobiltelefonen, iPods, iPads, das Spielen von (Online-)Spielen und dergleichen mehr.

Dieser Zusammenhang ist statistisch gesehen «super» positiv. Je mehr Zeit ein Kind vor einem Bildschirm verbringt, desto inaktiver ist es auch. Die technischen Möglichkeiten ruinieren die Kondition unserer Kinder.

In diesem Kontext ist auch ein Blick auf den (positiven bzw. negativen) Beitrag von Technologie zum Unterricht interessant. In einer einzigen Studie wurde untersucht, wie Studenten während Seminaren von sozialen Medien Gebrauch machen oder dadurch abgelenkt werden.

Zunächst einmal eine eigene Erfahrung, die viele andere Wissenschaftler teilen: Wo ich auch bin, überall habe ich Zugang zum Internet und kann wissenschaftliche Literatur recherchieren (Pubmed, Web of Science). Welch Reichtum! Hat man plötzlich eine Idee, so lässt sich sofort im Internet überprüfen, ob es dazu bereits wissenschaftliche Studien gibt oder ob der Gedanke wirklich ganz neu ist. Das ist fantastisch!

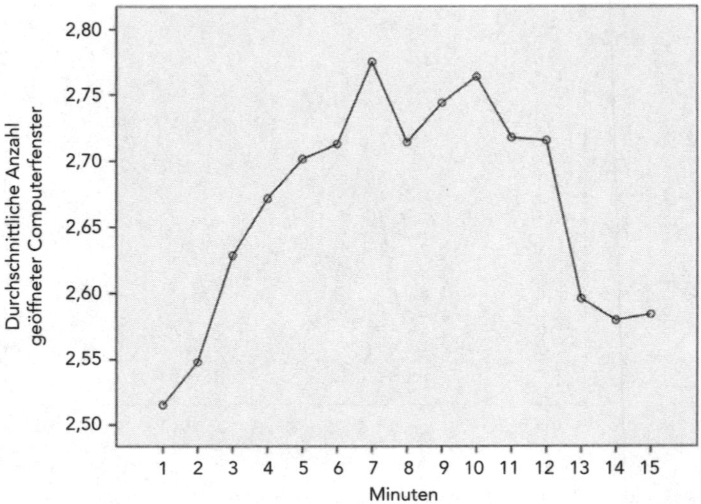

Abbildung 14: Die Menge der im Zeitraum einer Viertelstunde geöffneten Browserfenster

Doch zurück zu der Studie über die Nutzung von Bildschirmmedien *im* Seminar. Da zeigt sich die Kehrseite der Technik: Die Ergebnisse sind wirklich dramatisch. Die Grafiken[21] zeigen, wie oft ein Student innerhalb einer Viertelstunde mit etwas anderem beschäftigt ist als mit seinem Seminar. Die Aufmerksamkeit des Studenten wird also wirklich dauernd gestört.

Fahrradfahren im Unterricht?

Kinder im Alter von ungefähr zehn Jahren, die während des Unterrichts zwanzig Minuten lang Fahrrad fahren müssen, können ungeachtet der Intensität der Bewegung offenbar besser rechtschreiben.[22] Radeln mit mäßiger Intensität (also mit etwa 50 Prozent der maximalen Herzfrequenz) verbessert auch die Leseleistung, doch für das Rechnen scheint es wiederum nicht förderlich zu sein – ein Effekt, den die Wissen-

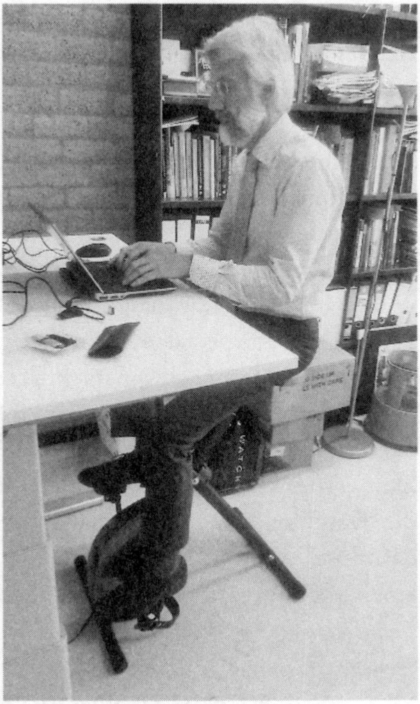

Abbildung 15: Der ideale Arbeitsplatz

schaftler nicht erklären können. Junge Menschen (im Alter von ungefähr zwanzig Jahren), die ebenfalls zwanzig Minuten lang Fahrrad fahren, verbessern laut einer Studie ihr Arbeitsgedächtnis und ihre Planungskapazitäten; sie argumentieren auch logischer, doch ihre Konzentration nimmt nicht wirklich zu. All diese Ergebnisse müssen mit Vorsicht genossen werden, da die Anzahl der Teilnehmer pro Studie recht gering war, an der letzten etwa nahmen nur zehn Probanden teil.[23]

Auf dem Foto arbeite ich an der Universität – auf einem Fahrrad am Schreibtisch sitzend. Ich trete ruhig weiter, meine Herzfrequenz steigt. Diskret und ohne anderen zur Last zu fallen, schaffe ich einen Ausgleich zu den vielen Stunden, die ich sitzend bei Konferenzen zubringen muss. (Dabei gehe ich natürlich zwischendurch zur Toilette oder zum Kopierer, doch das reicht nicht.) Wäre dies auch für Kinder im Unterricht eine Lösung? Vielleicht nicht den ganzen Tag, aber auch nicht nur für die Dauer von ein oder zwei Pausen, nach denen sie wieder stundenlang sitzen müssen.

Ältere Menschen zwischen fünfundfünfzig und siebzig Jahren nahmen vor einiger Zeit an einem Training teil, bei dem die Muskelkraft der Arme und Beine zwanzig Minuten lang gestärkt wurde (Experimentalgruppe), oder an einem Programm, bei dem zwanzig Minuten lang über die positiven Effekte von körperlicher Aktivität *gelesen* wurde (Kontrollgruppe).[24] Selbst nach einem kurzen Krafttraining von nur zwanzig Minuten ergab sich, dass das Planungsvermögen der Senioren, die am Training teilgenommen hatten, sich signifikant verbessert hatte! Immer mehr wird deutlich, dass gerade die Kombination aus Ausdauer- und Krafttraining optimal dafür ist, das körperliche und kognitive Funktionieren auf einem möglichst hohen Niveau zu halten.

Längere Bewegungseinheiten

Tanzen

Intuitiv denkt man: Tanzen, das ist doch mehr als nur Bewegung? Stimmt, Tanzen kombiniert Emotion, soziale Interaktion, Stimulation der Sinne und motorische Koordination mit Musik – und all das zusammen bildet möglicherweise die ultimative «stimulierende Umgebung».[25] Wissenschaftler verglichen Amateurtänzer (zwischen 65 und 84 Jahren), die im Schnitt seit 16,5 Jahren tanzten, mit Anfängern jeweils derselben Altersklasse. Die den Teilnehmern vorgelegten kognitiven Aufgaben zielten auf Konzentration und fluide Intelligenz *(fluid intelligence)* – das ist jener Teil der Intelligenz, der zur Lösung von Alltagsproblemen taugt. Die Ergebnisse zeigen, dass die langjährigen Amateurtänzer die Aufgaben zur fluiden Intelligenz viel besser lösten – und auch bei Aufgaben zu Gleichgewicht und Haltung besser abschnitten. Tanzen ist also mehr als nur Vergnügen und gut für die körperliche Fitness. Wie der amerikanische Wissenschaftler Steven Brown und seine Mitarbeiter (2006) erklären: Tanzen ist eine komplexe sensomotorische Handlung, bei der «Körperbewegungen in räumlichen Mustern organisiert werden». Es ist also ein Zusammenspiel der räumlichen Wahrnehmung im Umfeld des Tänzers mit der räumlichen Wahrnehmung des eigenen Körpers und seinen Teilen: dem «Körperschema». Interessant ist auch, dass beim Tanzen Bewegungen synchron mit dem Rhythmus der Musik gehen (metrisch) oder sich an einen unregelmäßigen, unvorhersehbaren Rhythmus anpassen (nicht metrisch).[26]

Ein Aber gibt es dennoch, und das bezieht sich auf den wissenschaftlichen Hintergrund der Studie. Es handelt sich nämlich um eine Querschnittsstudie, die Daten wurden also zu einem einzigen Zeitpunkt erhoben. Daher lässt sich nicht sagen, dass Tanzen zu einer Verbesserung der fluiden Intelligenz führt (kausaler Zusammenhang), sondern man kann lediglich feststellen, dass fluide Intelligenz bei Tänzern besser entwickelt ist. Es könnte ja sein, dass das Gehirn von Tänzern schon von vornherein anders ist als das von Nichttänzern, so dass sie sowohl gerne tanzen als auch über eine bessere fluide Intelligenz verfügen. Die Wissenschaftler fragen sich übrigens auch, ob die Tänzer nicht schon im jugendlichen Alter körperlich wesentlich fitter waren und deshalb eine körperlich anstrengende Beschäftigung wie das Tanzen anderen vorzogen.

Fußball

Kinder (Jungen und Mädchen) mit einem durchschnittlichen Alter von sieben Jahren nahmen an einem «Fußballprogramm» mit Schwerpunkt Koordinationstraining teil. Es bestand aus Auf- und Abwärmübungen und echten Fußballtechnikübungen. Acht Wochen lang wurde zweimal wöchentlich 35 Minuten trainiert.[27] Die Kinder wurden in zwei Gruppen aufgeteilt: Eine Gruppe trainierte mit geringer Intensität, die andere mit hoher. Die Kinder der zweiten Gruppe verbesserten ihre kognitive Kontrolle. Ihre Leistungen waren akkurater und wurden schneller erbracht, als das bei der Gruppe mit geringer Intensität der Fall war.

Abwechslungsreiches Bewegungsprogramm für Kinder mit Übergewicht

Inaktive Kinder mit Übergewicht im Alter von sieben bis elf Jahren nahmen an einem Bewegungsprogramm teil. Im Angebot waren zwei verschiedene Programme: Eins mit einer Dauer von täglich zwanzig Minuten und das andere mit einer erhöhten Dauer von zweimal täglich zwanzig Minuten.[28] Das Programm bestand aus einer Kombination aus Laufen, Seilspringen, Basketball, Fußball und vor allem viel Spaß. Insgesamt erstreckte es sich durchschnittlich über dreizehn Wochen. Die kognitiven Aufgaben erforderten Aufmerksamkeit, Konzentration und Planung – also exekutive Funktionen. Es gab auch schulische Aufgaben wie Rechnen.

Die Ergebnisse zeigen, dass die Teilnahme an dem intensiven Trainingsprogramm (zweimal täglich zwanzig Minuten) sich positiv auf die exekutiven Funktionen und das Rechnen auswirkte, nicht jedoch auf das Lesen. Vor und nach dem Programm wurden die Kinder einem Gehirnscan unterzogen. Dabei fand man eine erhöhte Aktivität im präfrontalen Kortex. Zu einer Verbesserung kam es vor allem bei der Planungsfunktion, jedoch nur bei den übergewichtigen Kindern, die am intensiven Programm von zweimal täglich zwanzig Minuten teilgenommen hatten.

Wichtig in diesem Zusammenhang ist auch, dass die Kinder vor dem Programm inaktiv waren. Dies scheint bei fast allen Trainingseinheiten dieser Art eine wichtige Bedingung zu sein. Wenn ohnehin schon sehr aktive Kinder noch ein wenig aktiver werden, hat das auf die kognitiven Funktionen keinen positiven Einfluss.

Lange Bewegungseinheiten bei Senioren

Der große Pionier auf dem Gebiet von Bewegung und Kognition war der amerikanische Neurowissenschaftler Prof. Dr. Arthur Kramer. Seine Forschungsgruppe veröffentlichte 1999 in der Zeitschrift *Nature* eine beeindruckende Studie, an der zwei Gruppen sedentäre Senioren teilnahmen – übrigens ohne Demenz. Die Experimentalgruppe ging täglich etwa 45 Minuten zügig spazieren, wirklich strammen Schrittes, nicht schlendernd (!). Die Kontrollgruppe beschränkte sich auf Dehnübungen. Nach sechs Monaten zeigte die Experimentalgruppe eine signifikante Verbesserung im Bereich der kognitiven Kontrolle.

Regelmäßig halte ich meinen Zuhörern vor Augen, dass die Norm für ein gesundes Maß an Bewegung bei (mindestens) dreißig Minuten täglich liegt – und das jeden Tag und ohne Wochenendpause. Zudem muss die Anstrengung einigermaßen intensiv sein. Das heißt, dass das Herz sich deutlich anstrengen muss, man muss fühlen, dass es Mühe macht wie etwa Treppensteigen. Es gibt mehrere, zum Teil weniger strenge Normen als die oben genannten, doch was ich meine, sind die Bedingungen, die erfüllt werden müssen, um die kognitiven Funktionen zu beeinflussen.

Im Saal kommt Unruhe auf, wenn ich anschließend frage, wer diese Normen erfüllt. «Bitte melden Sie sich!», rufe ich enthusiastisch. «Wirklich sieben Tage pro Woche», füge ich dann noch hinzu, woraufhin einige Hände wieder nach unten gehen. «Das ist ein Grund zum Feiern!», rufe ich dann, «ich runde großzügig auf: 30 Prozent genügen der Norm, der Rest nicht.» Im Saal wird es lauter. Bei jedem Vortrag erneut.

Ich streue dann meist noch ein wenig Salz in die Wunden und rufe: «Das ist doch verrückt, dass Sie keine halbe Stunde am Tag in etwas so Wichtiges wie Ihren Körper und Ihr Gehirn investieren wollen!» Und dann melden sich die Zuhörer zu Wort. «Sind auch sechs Mal fünf Minuten in Ordnung oder muss es wirklich am Stück sein?» – «Kann man am Wochenende zweimal je eineinhalb Stunden Sport machen und so die Inaktivität unter der Woche ausgleichen?» – «Geht auch eine Stunde Golf spielen?» – «Und wenn man jeden Tag mit dem Hund Gassi geht?»

Auf alle diese Fragen lautet meine Antwort zum Bedauern der Fragenden nein. Denn die Bewegung muss am Stück erfolgen, und es muss wirklich anstrengend sein, den Hund ausführen und an jedem Baum stehen bleiben zählt nicht, genauso wenig wie beim Golfen über die Greens zu schlendern.

Wie mentale Aktivität positiv zur Kognition bei älteren Menschen beiträgt

Wissenschaftler boten Senioren über sechzig die Teilnahme an einem Programm an, bei dem sie Schulkindern beim Lesen, in der Bibliothek, bei kleinen Aufgaben im Unterricht helfen sollten. Das Programm war vier, sechs oder acht Monate lang auf fünfzehn Stunden pro Woche ausgelegt.[29] Das sind drei Stunden an jedem Schultag. Eine ganz schön intensive Verpflichtung! Die Kontrollgruppe bestand aus Menschen auf einer Warteliste für dieses Experiment.

Die Ergebnisse zeigen, dass sich am Ende des Programms vor allem bei jenen Menschen die kognitiven Funktionen deutlich verbessert hatten, die anfangs nicht so gut bei den exekutiven Funktionen und den Gedächtnisaufgaben abgeschnitten hatten. Hier sehen wir eine auffällige Übereinstimmung mit körperlicher Aktivität als Form von kognitivem Training: Auch dort ist die Wirkung am größten bei Menschen, die sedentär/inaktiv sind und dann wieder aktiv werden.

Denise Park von der Universität von Dallas, Texas, und ihr Team boten 2014 bei einer Studie Senioren zwei Aufgaben an, die sie vorher noch nie in ihrem Leben ausgeführt hatten: Quilten und Fotografieren, beides auf einem recht hohen Niveau. Man musste sich wirklich anstrengen, um das Niveau zu erreichen. Interessanterweise fand sie heraus, dass die Senioren nicht nur diese neuen Aufgaben lernten, sondern dabei auch ihr Gedächtnis verbesserten, was man nicht gerade mit Fotografieren oder Quilten in Verbindung bringt. Mit anderen Worten: Das Gehirn, auch das von älteren Menschen, muss konstant gefordert werden, um sein Leistungsniveau zu halten oder zu verbessern. Da stellt sich natürlich die Frage, ob nicht die Kombination aus körperlicher und kognitiver Anstrengung die beste Methode zur optimalen Stimulation des Gehirns ist.

Kombination aus kognitiver und körperlicher Anstrengung

Intuitiv würde man davon ausgehen, dass die Kombination aus kognitiver und körperlicher Anstrengung das Gehirn (oder genauer gesagt die kognitiven Funktionen) positiver beeinflusst als jede für sich genommen. Leider gibt es nicht besonders viele Studien, die diese Kombination bei Menschen ohne Vorerkrankung des zentralen Nervensystems untersucht haben. Eine interessante aktuelle Tierstudie[30] maß die Anzahl

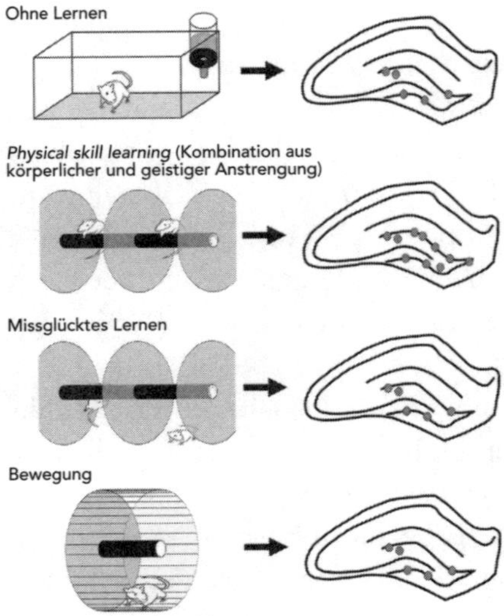

Abbildung 16: Die meisten neuen Nervenzellen (graue Punkte) konnte man im Hippocampus nach *physical skill learning*, einer Kombination aus kognitivem und körperlichem Training, zählen.[31]

neuer Nervenzellen im Hippocampus von Mäusen nach körperlicher Anstrengung und nach einer Kombination von körperlicher und geistiger Anstrengung *(physical skill learning)*. Bei der Mäusestudie scheint eine kombinierte Anstrengung die meisten neuen Nervenzellen hervorzubringen. Auf diesem Gebiet ist weitere Forschung dringend geboten!

7 Die Heilkraft der Bewegung

«Wenn ich mit ihm spazieren gehe,
wird er wieder richtig lebendig,
dann fängt er an zu reden.»

Bei Kindern und Jugendlichen

ADHS

Acht Wochen lang, zweimal wöchentlich je neunzig Minuten, bekamen Kinder mit ADHS ein Übungsprogramm im Wasser angeboten, das aus Gleichgewichtsübungen, Koordinations- und Krafttraining bestand.[1] Spielfreude und Sicherheit standen im Vordergrund. Die Resultate zeigen, dass die Störung der Kinder nach der Teilnahme an diesem Programm im Schwimmbad zurückging. Bei einer anderen Studie erhielten Kinder mit ADHS ein Trainingsangebot über zehn Wochen, dreimal wöchentlich je 45 Minuten.[2] Das zunehmend intensive Training zielte auf motorische Fähigkeiten, unter anderem durch Fußball- und Basketballspielen. Bei den Kindern verbesserten sich die Geschwindigkeit der Informationsverarbeitung und die auditive Aufmerksamkeit. Ein Schwachpunkt der Studie ist allerdings, dass der Kontrollgruppe kein Placebo angeboten wurde.

Unmittelbare Auswirkungen, wie sie sich etwa nach einer, fünf oder zehn Minuten Fahrradfahren einstellen, machten sich bei Kindern mit ADHS offensichtlich weniger deutlich bemerkbar.[3] Kognition wurde in dieser Studie mit einem Intelligenztest und einem Test für visuelles Gedächtnis getestet. Einem aktuellen Überblicksartikel[4] zufolge erbringen nur drei Studien verlässliche Ergebnisse dazu. Aus diesen geht hervor, dass mittlere bis hohe Trainingsintensität in Verbindung mit einer Dauer von dreißig Minuten ideal für die Verbesserung von Aufmerksamkeit und Schulleistung ist. Ein zu hoher Aktivitätsgrad wirkt sich möglicherweise gar nicht oder sogar negativ auf die kognitiven Funktionen aus. Doch dieser Schluss basiert nur auf drei Studien, Vorsicht ist also geboten.

Dyspraxie

Kinder mit Dyspraxie haben leichte Probleme bei der Koordination ihrer Bewegungen, weshalb ihre motorische Entwicklung möglicherweise etwas verzögert verläuft. Diese Kinder werden häufig als «ungeschickt» wahrgenommen.

Zehn Wochen lang, dreimal wöchentlich, je fünfzig Minuten nahmen Kinder mit Dyspraxie an einem Tischtennistraining teil, inklusive Training von Vorhand, Rückhand, Aufschlag usw. Zum Vergleich waren an der Studie auch eine Dyspraxie-Gruppe ohne Tischtennistraining und eine Gruppe von Kindern ohne Dyspraxie beteiligt. Bei der Gruppe der Kinder mit Dyspraxie verbesserten sich die motorischen Funktionen infolge des Trainings.

Autismus

Eine Gruppe von Wissenschaftlern untersuchte in zwei Pilotstudien die unmittelbare Wirkung von Bewegung auf Kognition bei Kindern mit Autismus.[5] In der ersten Studie tanzten zwölf autistische Kinder zwanzig Minuten lang auf einer Matte, die mit einem Computer verbunden war. Vor und nach den Tanzeinheiten wurden neuropsychologische Tests durchgeführt, die das verbale Arbeitsgedächtnis, Set-Shifting (zwischen verschiedenen Aufgaben wechseln) und Inhibition (exekutive Funktionen) maßen. In der zweiten Studie wurde zehn Kindern eine andere Form von «Exergaming» angeboten (Bewegung oder Exercise kombiniert mit Gaming): Sie fuhren auf einem Fahrrad, das mit einem Computerspiel verbunden war. Die Ergebnisse zeigten, dass beide Exergames eine Verbesserung des verbalen Arbeitsgedächtnisses bewirkten. Die Autoren weisen allerdings darauf hin, dass nur wenige Kinder an den Studien teilnahmen. Ein weiterer Schwachpunkt ist, dass nicht gemessen wurde, wie intensiv das Exergaming war.

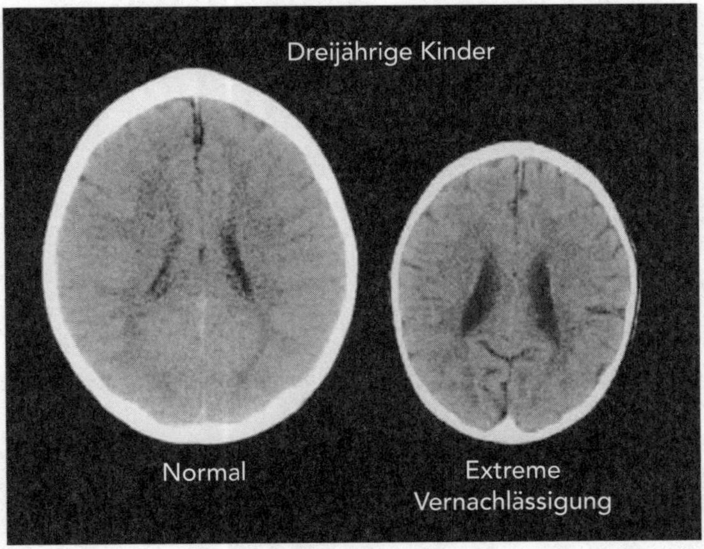

Abbildung 17: Das Gehirn von Kindern, die extremer Vernachlässigung ausgesetzt waren, ist in der Entwicklung verzögert.

Verwahrloste Kinder

Eine beeindruckende Studie zeigt die Folgen schlimmer Verwahrlosung auf die Hirnentwicklung eines Kindes.[6] Schlimme Verwahrlosung führt zu einem Mangel an sensorischer Stimulation (Sinnesreize). Die Folgen davon werden in Abbildung 17 dargestellt; das Gehirn des vernachlässigten Dreijährigen ist in seiner Entwicklung dramatisch zurückgeblieben.

Ich habe nur eine einzige Studie gefunden, die die Effekte von rhythmischen Bewegungen auf die kognitiven Funktionen von missbrauchten und verwahrlosten Kindern untersucht.[7] Die Kognition wurde mittels einer visuell-motorischen Integrationsaufgabe gemessen. Der Kurs zur rhythmischen Bewegung fand zwei- bis dreimal wöchentlich für je fünf Minuten statt und dauerte insgesamt acht Wochen. Die Ergebnisse zeigten, dass die Kursteilnehmer sich signifikant beim Bearbeiten der visuell-motorischen Integrationsaufgabe verbesserten.

Gehirnentzündung (Enzephalitis)

Vor allem Kinder sind von Gehirnentzündungen betroffen; meist erfolgt die Infektion über einen Virus, aber die Entzündung kann auch durch Bakterien verursacht werden.[8] Das Krankheitsbild der Enzephalitis ist heftig, häufig mit ernsten Folgen wie dem Tod oder bleibenden Schäden am zentralen Nervensystem. Diese äußern sich in ADHS, kognitiven Behinderungen und Lernstörungen.[9] Erneut fällt auf, dass es keine Studie darüber gibt, ob eine Teilnahme an einem Bewegungsprogramm sich günstig auf Verhalten oder Kognition dieser Kinder auswirkt.

Ich selbst habe einmal zwei Kinder behandelt, die eine Enzephalitis überlebt hatten. Eines davon war ein zwölfjähriger Junge; er war halbseitig gelähmt und hatte kognitive Störungen, unter anderem eine ausgeprägte Enthemmung (Desinhibition). Letztere musste ich gar nicht erst suchen. Schon als er zum ersten Mal mit seiner Mutter zu mir kam, wurde der Wegfall von Hemmungsmechanismen sofort deutlich. Er stand neben mir, ich hatte mich gerade vorgestellt, und er sagte: «Du stinkst aus dem Maul!» Gleich im Anschluss schrie er zu seiner Mutter auf der anderen Seite des Zimmers: «Und du bist eine Hure!» Wenn ich auf eines achte, dann auf meinen Atem, und seine Mutter schätzte ich auch anders ein. Trotz oder vielleicht gerade aufgrund seiner Enthemmung war er ein äußerst sympathischer Junge, und es entwickelte sich schnell ein schöner und intensiver Kontakt, zum Teil durch die täglichen Behandlungen. Diese bestanden aus einer Art Elektrostimulation, die die Mutter ganz einfach zu Hause selbst bei ihrem Sohn durchführen konnte. Dazu wurden zwei Elektroden möglichst nahe am Hals auf beiden Seiten der Wirbelsäule aufgeklebt. Sie waren mit einem kleinen Apparat verbunden, aus dem Schwachstrom kam. Der Junge fühlte den elektrischen Strom zwar, aber die Behandlung tat ihm nicht weh. Die Behandlung musste täglich 45 Minuten lang durchgeführt werden. Dahinter steht der Gedanke, dass der Strom das Arousal steigert und damit auch den präfrontalen Kortex stimuliert, was sich wiederum positiv auf die Hemmung auswirken kann. Und das tat es auch.

Dazu freilich noch ein wichtiger Hinweis. Bevor der Junge und seine Mutter zu mir kamen, war er schon eine ganze Weile nicht mehr in Behandlung gewesen. Das Krankheitsbild war stabil, es gab weder eine Verbesserung noch eine Verschlechterung. Als der Junge dann zu mir kam, wurden er und seine Mutter sofort von einem ganzen Team betreut: Kinderpsychiater, klinischer Psychologe, Hausarzt, Kinderneurologe und ein Sozialarbeiter. Es ergab sich also im Umfeld des Jungen wesentlich mehr Stimulation als nur die Elektrostimulation. Mittlerweile wissen wir ja, wie wichtig eine stimulierende Umgebung für die (Rekonvaleszenz der) Hirnfunktionen ist. Es fragt sich also, ob die Verbesserung bei dem Jungen im Laufe der Behandlung im Bereich der Impulskontrolle (Hemmung) der Elektrostimulation, der stimulierenden Umgebung oder beiden zusammen zuzuschreiben ist. Man könnte natürlich sagen, dass das ziemlich egal ist, wenn es nur eine Verbesserung gab, aber Wissenschaftler möchten gerne genau wissen, wodurch ein Behandlungseffekt entstanden ist, um eine möglicherweise neue Idee weiter auszubauen.

Geistige Behinderung

Bei einer Studie aus dem Jahr 1985 ließ man Menschen mit ernster mentaler Retardierung (durchschnittlicher IQ: 21,4; Alter 15 bis 38 Jahre) an einem Trainingsprogramm mit Zirkeltraining, Laufen und Joggen teilnehmen. Die Experimentalgruppe erhielt 132 dreistündige Einheiten an fünf Tagen pro Woche.[10] Es gab auch eine Kontrollgruppe. Man stellte keinerlei Auswirkung auf den IQ fest. Laut der Autoren lässt sich das möglicherweise damit erklären, dass es sich hier um Erwachsene handelte, bei denen das zentrale Nervensystem nicht mehr auf diese Art der Hirnstimulation reagiert. Vielleicht, so ihre Vermutung, sei bei wesentlich jüngeren Menschen ein positiver Effekt festzustellen.

Pastula und Mitarbeiter stellten 2012 hingegen durchaus einen positiven Effekt fest. Sie fanden nämlich heraus, dass ein Bewegungsprogramm sich positiv auf die Geschwindigkeit der Informationsverarbeitung von geistig Behinderten, in diesem Fall Menschen mit Down-Syndrom, Prader-Willi und Autismus, auswirkt. Das dreimal wöchentliche Trainingsprogramm bestand aus Krafttraining und einem *Total Workout*, unter anderem mit Tanzen. Jede Einheit dauerte 45 bis 60 Minuten, das Programm war auf acht Wochen ausgelegt. Der Schwachpunkt dieser Studie ist, dass es keine Kontrollgruppe gab. Laut einer noch aktuelleren Studie verbesserte sich bei geistig Behinderten sogar bereits nach zehn Minuten Fahrradfahren die Geschwindigkeit der Informationsverarbeitung.[11] Diese Studie umfasste auch eine Kontrollgruppe, die in diesen zehn Minuten eine Entspannungsübung machte.

Hirntumor

Ein aktueller Übersichtsartikel betont die möglichen negativen Folgen von Strahlentherapie bei Kindern mit Hirntumor auf die kognitiven Funktionen zu einem späteren Zeitpunkt.[12] Ein Grund dafür ist möglicherweise, dass der Hippocampus (der ja für Gedächtnisprozesse wichtig ist) bei Kindern nach einer Bestrahlung keine neuen Nervenzellen mehr produziert (Neurogenese).[13] Bei Erwachsenen, die eine Krebserkrankung überlebt haben, kann laut der Autoren auch eine Beschädigung der weißen Substanz (die Leitungsbahnen) dafür verantwortlich sein. Ein Bewegungstraining soll sich auf die Produktion von neuen Nervenzellen positiv auswirken können.[14] Klinische Studien über die Auswirkungen von Bewegungsprogrammen auf das kognitive Funktionieren von Kindern und Erwachsenen mit einem Hirntumor wurden meines Wissens bislang nicht durchgeführt.

Bei Erwachsenen und Senioren

Senioren mit Gedächtnisproblemen ohne Demenz (Leichte Kognitive Beeinträchtigung: LKB)

Wer unter Leichter Kognitiver Beeinträchtigung (*Mild Cognitive Impairment*, MCI) leidet, hat es mit Gedächtnisproblemen im Alltag zu tun, die sich durch Gedächtnistests objektivieren lassen. Alle übrigen kognitiven Funktionen können intakt sein. Früher wurde LKB/MCI leider als Übergangsstadium zur Demenz gesehen, mittlerweile weiß man, dass ein Teil der Menschen mit LKB/MCI nicht dement wird und die Gedächtnisprobleme sogar in den Griff bekommen kann.

Im Rahmen einer in der renommierten medizinischen Zeitschrift *JAMA: Journal of the American Medical Association* veröffentlichten Studie wurde Senioren mit erhöhtem Demenzrisiko, die aber wohlgemerkt noch nicht dement waren, ein Bewegungsprogramm angeboten.[15] Neben dem erhöhten Risiko gehörten sie genau zu der Personengruppe, die auch die Diagnose LKB/MCI bekommt. Es gab zwei Kontrollgruppen, eine davon erhielt Informationen über eine gesunde Lebensweise, also über gesunde Ernährung, die Gefahren von Alkohol und Rauchen, den Einfluss von Stress etc. Die Probanden, die am Trainingsprogramm teilnahmen, wurden angehalten, mindestens 150 Minuten pro Woche in drei Einheiten von je fünfzig Minuten körperlich aktiv zu werden. Wer diese Norm bereits erfüllte, sollte zusätzlich fünfzig Minuten pro Woche trainieren. Die Anzahl der Teilnehmer ist wirklich erfreulich: 85 Probanden in jeder Gruppe. Die Ergebnisse zeigten verschiedene Dinge. Zum einen, dass sich bei 142 Minuten Bewegung pro Woche oder zwanzig Minuten zusätzlicher Bewegung täglich bereits nach sechs Monaten ein positiver Effekt auf die Kognition erkennen ließ, der auch nach zwölf Monaten noch anhielt.

Für uns ist interessant, dass in der oben erwähnten Studie dazu geraten wird, die zusätzliche körperliche Aktivität vor allem im *Gehen* zu suchen! Also nicht mit Trainingsanzug am Straßenrand joggen, auch nicht auf irgendwelchen Sportgeräten zu Hause oder im Fitnessstudio, sondern einfach nur *gehen*! Man braucht keine zusätzliche Ausrüstung dafür, laufen kann man überall. Trotzdem scheint unsere Beziehung zum ganz «normalen» Gehen offensichtlich gestört zu sein. Jedenfalls gibt es viele Beispiele für Vermeidungsverhalten: So bildet sich beim Abgang von Rolltreppen häufig eine Menschenansammlung, deren Dichte desto mehr abnimmt, je weiter man sich von der Rolltreppe entfernt. Vielerorts hat das dazu geführt, dass die Bodenfläche am Ende der Rolltreppe mit dem Hinweis versehen ist, sie doch bitte freizuhalten. Oder auf Autobahnrastplätzen: Die Parkplätze *nahe* der Raststätte sind so gut wie immer belegt, die weiter entfernten hingegen frei. Eigentlich sollte es genau umgekehrt sein. Wer stundenlang im Auto gesessen hat, will doch gerne ein Stück laufen, bevor er sich im Restaurant *wieder* hinsetzt.

Es gibt auch Trainingsprogramme für Senioren, die eine Kombination verschiedener Aktivitäten anbieten, beispielsweise körperliche Anstrengung, Krafttraining, Haltungstraining und Dual-Tasking-Training (zwei Aufgaben werden gleichzeitig ausgeführt) – zweimal wöchentlich je neunzig Minuten.[16] Die Ergebnisse zeigen, dass sich dadurch das Gedächtnis und das allgemeine kognitive Funktionieren verbesserten.

Nach sechsmonatiger Teilnahme am Trainingsprogramm war bei Menschen mit LKB/MCI und insbesondere Gedächtnisproblemen (amnestisches MCI) die Atrophie (Schrumpfung) des Gehirns insgesamt immerhin gleich geblieben, während sie bei der Kontrollgruppe ohne Training zugenommen hatte.

Meine eigene Forschungsgruppe führte ebenfalls eine kleine Studie durch, in der untersucht wurde, ob sich dreißig Minuten Laufen an fünf Tagen pro Woche über sechs Wochen hinweg positiv auf die kognitiven Funktionen von Menschen mit der Diagnose LKB/MCI auswirken.[17] Im Vergleich mit der Kontrollgruppe, die täglich dreißig Minuten lang Besuch von einem Studenten erhielt, zeigte die Laufgruppe eine Verbesserung in den exekutiven Funktionen wie Planung, Set-Shifting, kognitive Flexibilität und zielgerichtetem Handeln. Es bleibt allerdings anzumerken, dass jede der beiden Gruppen nur fünfzehn Menschen umfasste. Es handelt sich also um eine sehr kleine Studie.

In einer aktuelleren Studie[18] nahm die eine von zwei Gruppen an einem Tai-Chi-Kurs teil, bei dem Bewegung eine wichtige Rolle spielt, während die Kontrollgruppe ein Programm mit Dehnübungen absolvierte. Das Trainingsprogramm dauerte acht bis zwölf Wochen, in denen den Teilnehmern die Grundlagen des Tai-Chi vermittelt wurden; im Anschluss bekamen die Probanden ein Trainingsvideo mit nach Hause. Zwei Monate nach dem Programmstart konnte man an den Probanden der Tai-Chi-Gruppe im Vergleich mit der Kontrollgruppe Verbesserungen bei den kognitiven Funktionen erkennen. Die Autoren merken an, dass ein Wiederholungseffekt beim Test nicht ausgeschlossen werden kann.

In der aktuellsten mir vorliegenden Studie[19] verbessert sich das semantische Gedächtnis (das Lernen einer Wörterliste) nach der Teilnahme an einem zwölfwöchigen Programm mit Lauftraining auf einem Laufband.

Es gibt allerdings auch Studien, bei denen keine positiven Auswirkungen von Bewegung auf die Kognition gefunden wurden. Miller und Mitarbeiter (2011) führten eine Vielzahl von verschiedenen Studien an Menschen mit LKB/MCI durch. Sie testeten Gedächtnis, exekutive Funktionen, Aufmerksamkeit, visuell-räumliche Kapazität und motorische Fähigkeiten. Das Trainingsprogramm bestand aus sechzigminütigen Einheiten zweimal pro Woche und dauerte sechs Monate. Es umfasste Übungen auf der Stelle (marschieren, Knie heben usw.) und muskelstärkende Übungen. Nach dem sechsmonatigen Trainingsprogramm hatten sich die kognitiven Funktionen der Teilnehmer nicht verbessert. Bei einigen (Unter-)Aufgaben zeigte sich sogar eine Verschlechterung. Leider fehlte bei dieser Studie eine Kontrollgruppe, die Aufschluss darüber geben könnte, ob dort die Verschlechterung nach sechs Monaten nicht noch wesentlich stärker ausgeprägt war, so dass man doch von einem kleinen positiven Effekt sprechen könnte.

Eine wesentlich bessere Studie *(randomized controlled trial)* mit vielen Teilnehmern (152, davon nahmen 77 Probanden an der Laufgruppe teil) wurde von Van Uffelen und Kollegen (2008) durchgeführt. Das Laufprogramm erstreckte sich über ein Jahr, wöchentlich gab es zwei jeweils einstündige Einheiten. Vor und nach der Behandlungsperiode wurden ausführliche neuropsychologische Untersuchungen durchgeführt. Entscheidend bei dieser Art von Studie ist immer, wie therapietreu die Teilnehmer sind, also ob sie immer zu den wöchentlichen Einheiten kommen. Die Ergebnisse zeigen, dass *auf die gesamte Gruppe gesehen* (also die regelmäßigen Teilnehmer und die sporadischen Teilnehmer) kein positiver Effekt auf die kognitiven Funktionen festgestellt werden konnte. Bei denjenigen, die regelmäßig an den Übungen teilgenommen hatten, ließen sich allerdings sehr wohl Verbesserungen in einzelnen Bereichen (etwa Gedächtnis und/oder Aufmerksamkeit) nachweisen. Eine wichtige Anmerkung der Autoren dieser Studie ist, dass der größte Effekt von körperlicher Aktivität bei inaktiven Menschen zu erwarten ist. Dies konnten wir auch in einer bereits zuvor erwähnten Metaanalyse bestätigen.[20]

Abschließend ist also festzustellen, dass die positiven Resultate sicher ermutigend sind, man sie jedoch mit Vorsicht bewerten muss. Insgesamt gibt es noch zu wenige gute Studien, so dass man im Moment nicht mit letzter Sicherheit sagen kann, ob zusätzliche körperliche Aktivität sich wirklich auf die Kognition auswirkt.

Alzheimer

Wenn wir Alzheimerpatienten zusätzliche Bewegung empfehlen, hoffen wir vor allem auf eine Verbesserung der kognitiven Funktionen, obwohl es keinen Beweis dafür gibt, dass Bewegung den Krankheitsverlauf selbst beeinflusst. Daher sollten wir eigentlich schon froh sein, wenn der Krankheitsverlauf durch Bewegung gestoppt oder gebremst wird. Hoffentlich können die kognitiven Funktionen stabil bleiben oder sich nur langsamer verschlechtern. Das wäre schon ein großer Fortschritt! In einer aktuellen Studie mit nur einer Experimentalgruppe (also ohne Kontrollgruppe) stellte man nach einem Trainingsprogramm keine signifikanten Veränderungen bei den exekutiven Funktionen fest, zumindest keine signifikante Verbesserung.[21] Gleichzeitig zeigte sich eine Verschlechterung bei der kognitiven Leistungsfähigkeit insgesamt, allerdings auch keine signifikante. Die Alzheimerpatienten befanden sich in einem leicht bis mäßig fortgeschrittenen Stadium der Demenz. Das sechsmonatige Trainingsprogramm bestand aus dreimal wöchentlich 10 bis 45 Minuten Fahrradfahren mit mittlerer Intensität.

Bei Alzheimer-Patienten, die an einem Laufprogramm teilgenommen hatten, wurde festgestellt, dass sich die globale kognitive Leistungsfähigkeit weniger stark verschlechterte (um 13 Prozent) als bei der Kontrollgruppe (um 47 Prozent).[22]

Die Patienten befanden sich in einem fortgeschrittenen Stadium der Demenz. Die Teilnehmer sollten 24 Wochen lang viermal pro Woche mindestens dreißig Minuten laufen. Anmerken muss man, dass letztlich nur elf Probanden in der Laufgruppe und zehn in der Kontrollgruppe die gesamten vierundzwanzig Wochen schafften; eine so kleine Anzahl erfordert eine sehr vorsichtige Interpretation der Ergebnisse. Zudem fragt man sich, ob bei Menschen in einem fortgeschrittenen Stadium der Demenz überhaupt noch aussagekräftige Tests der globalen kognitiven Leistungsfähigkeit durchgeführt werden können.

Patienten im Anfangsstadium oder einem leicht fortgeschrittenen Stadium von Alzheimer nahmen an einem Trainingsprogramm über sechzehn Wochen teil. Dreimal die Woche wurde jeweils eine Stunde lang Laufen und Krafttraining, aber auch Gleichgewichts- und Beweglichkeitstraining durchgeführt; das Programm trainierte auch exekutive Funktionen, bei denen, wie bereits erläutert, der präfrontale Kortex eine wichtige Rolle spielt.[23] Dabei handelte es sich um Dual-Tasking-Training: Beim Laufen mussten etwa möglichst viele Tiernamen aufgezählt werden. Alle vier Wochen wurde die Komplexität des Programms erhöht, um den Gewöhnungseffekt zu vermindern. Es gab auch eine Kontrollgruppe, die aber kein Angebot erhielt, was eine Schwachstelle dieser Studie ist. Die Ergebnisse zeigen, dass im Vergleich zur Kontrollgruppe das Ausführen von zwei Aufgaben zugleich sowie andere Funktionen des Frontallappens verbessert wurden.

Vaskuläre Demenz

Durch (zusätzliche) Bewegung lässt sich das Risiko für Herz- und Gefäßerkrankungen, Bluthochdruck und Diabetes Typ 2 (Alterszucker) stark reduzieren, wie die Fachliteratur bestätigt.[24] Die genannten Erkrankungen sind ebenfalls Risiken für die Entstehung von Demenz, wobei die Gefäßerkrankungen eine besonders wichtige Rolle spielen. Und tatsächlich belegt eine Studie, dass sich durch körperliche Aktivität das Risiko für vaskuläre Demenz reduzieren lässt.[25]

Gut möglich (aber noch nicht untersucht) ist, ob sich Bewegung bei dieser Gruppe von Patienten stärker auf die kognitive Leistungsfähigkeit auswirkt als etwa bei Alzheimerpatienten oder Demenzkranken ohne spezifische Diagnose, weil das Gefäßsystem bei der vaskulären Demenz, die aufgrund von Durchblutungsstörungen im Gehirn entsteht, eine so wichtige Rolle spielt.

Die Wirkung von Bewegung auf die Kognition wurde bislang am deutlichsten bei jenen Hirnfunktionen nachgewiesen, die vom Frontallappen gesteuert werden. Trotzdem hat, soweit ich das überblicken kann, noch niemand untersucht, wie sich Bewegung auf Kognition und Verhalten von Patienten mit frontotemporaler Demenz auswirkt.

Demenz im Allgemeinen

Kollegen von mir machen sich einen Spaß daraus, mich bei Kongressen als «Professor der Nullbefunde» anzukündigen, und fügen dann noch hinzu: «Er findet nie etwas!» Gelächter im Publikum. Ich erwidere dann stets: «Und ich werde auch noch gut dafür bezahlt!» Ich halte das für einen wichtigen Aspekt in der Wissenschaft – nicht die Bezahlung natürlich, sondern die Nullbefunde. Wie oft höre ich von Forscherkollegen: «Schade, wir konnten es empirisch leider nicht belegen.» Dagegen protestiere ich vehement, denn wenn «es» nicht belegt wird, sind die Ergebnisse genauso wertvoll! Unter der Bedingung, dass das Modell, die Theorie, die Literatur, auf der die Studie basiert, sehr stark sind, ist jedes Ergebnis wertvoll.

Tatsächlich konnte meine eigene Forschungsgruppe bei den

Untersuchungen über mehr Bewegung keine Verbesserung im kognitiven Funktionieren von Senioren mit mittel bis stark fortgeschrittener Demenz feststellen. Bei einer Studie wurde sechs Wochen lang fünfmal pro Woche je dreißig Minuten gelaufen.[26] Bei einer anderen Studie bot man strukturierte Übungen für die Hände an, ebenfalls über sechs Wochen, fünfmal pro Woche je dreißig Minuten.[27] Die letztere Studie basierte auf den Gedanken, dass feinmotorische Handbewegungen große Teile des Gehirns aktivieren, also sicher auch jene, die besonders anfällig für Demenz sind.

Trotz unserer Nullbefunde kommt eine aktuelle Cochrane-Review (diese Übersichtsarbeiten sind bekannt für ihre Glaubwürdigkeit und methodische Korrektheit) zu einer nuancierteren Schlussfolgerung.[28] Die Ergebnisse der Studien, die in die Übersichtsarbeit aufgenommen wurden, scheinen doch auf einen positiven Effekt auf die kognitiven Funktionen von Senioren mit Demenz zu weisen. Ich schreibe bewusst «scheinen», denn auch diese Wissenschaftler können anhand der vorhandenen Daten nicht zu einer definitiven Schlussfolgerung kommen. Es bleibt also zunächst noch unklar, ob zusätzliche körperliche Aktivität sich positiv auf die kognitiven Funktionen von älteren Demenzkranken auswirkt.[29] Die allgemeine Empfehlung der Übersichtsarbeit lautet natürlich, dass wir viel mehr Studien brauchen, die wissenschaftlich perfekt durchgeführt wurden.

Eine überschaubare Anzahl von Studien hat sich wissenschaftlich korrekt mit den Effekten eines kombinierten körperlichen und kognitiven Trainings bei Demenzkranken auseinandergesetzt.[30] Dabei reichte jeweils eine Behandlungsdauer von 30 bis 120 Minuten über eine Behandlungsperiode von drei Monaten bis zu einem Jahr. In vier der fünf besprochenen Studien untersuchte man den möglichen Effekt auf exekutive Funktionen sowie die Aufmerksamkeit und Geschwindigkeit bei der Informationsverarbeitung. Zwei Studien fanden einen signifikanten Effekt auf diese exekutiven

Funktionen, zwei Studien eine Verbesserung der Aufmerksamkeit und Informationsverarbeitungsgeschwindigkeit. Auch hier ist das Fehlen einer aktiven Kontrollgruppe ein Schwachpunkt dieser Studien. So lässt sich mit weniger Sicherheit schlussfolgern, dass gerade die Kombination von körperlichem und kognitivem Training effektiver ist als jedes Training für sich genommen.

Traumatische Hirnverletzung (Hirnverletzung nach Unfall)

Menschen mit einer traumatischen Hirnverletzung bekamen zwei Arten von Training angeboten, ein Training, das die Aufmerksamkeit verbessern sollte, und eines mit körperlicher Aktivität.[31] Beide Programme bestanden aus fünf Einheiten von je 45 Minuten über vier Wochen hinweg; es gab auch eine Kontrollgruppe. Ausführliche neuropsychologische Untersuchungen mit Blick auf Aufmerksamkeit, (Arbeits-)Gedächtnis, Konzentration und Geschwindigkeit der Informationsverarbeitung wurden durchgeführt. Beide Trainingsprogramme zeigten keine Verbesserung der kognitiven Funktionen. Die Autoren führen das zum Teil auf die große Bandbreite in der Schwere der bei der Studie vertretenen Hirnverletzungen zurück. Menschen mit einer sehr schweren Hirnverletzung reagieren vielleicht überhaupt nicht, Menschen mit einer leichteren Hirnverletzung hingegen reagieren durchaus. Wenn nun alle einer Gruppe angehören, so findet man überhaupt nichts heraus. Bei einer älteren Studie[32] wurde jedoch durchaus ein positiver Effekt von Bewegung auf das kognitive Funktionsvermögen festgestellt. Bewegung bestand in diesem Fall aus Fahrradfahren in einer virtuellen Umgebung, die auf einen Monitor vor dem Hometrainer projiziert wurde. Dieses Programm dauerte vier Wochen und fand dreimal wöchentlich für je 25 Minuten statt. Eine Kontrollgruppe gab es auch.

Die getesteten kognitiven Funktionen waren Aufmerksamkeit, Informationsverarbeitung, Lernen und Gedächtnis. Das Fahrradfahren in einer virtuellen Umgebung wirkte sich dieser Studie zufolge positiv auf Aufmerksamkeit sowie Lernvermögen der Patienten aus.

Parkinson

Da Parkinson bekanntlich mit einer Verschlechterung der Motorik einhergeht, neigen Parkinsonpatienten oft dazu, sich aus dem Sozialleben zurückzuziehen, weniger aktiv Kontakt zu suchen, manchmal bis hin zur vollständigen Isolation. Doch gerade Menschen mit Parkinson müssen sich selbst stimulieren oder von anderen stimuliert werden. Daher ist die Teilnahme an einem Bewegungsprogramm zur Stimulation von kognitiven Funktionen sehr empfehlenswert! Doch auch hier mangelt es an aussagekräftigen Studien.

An einer Studie nahmen nur zwei Parkinsonpatienten teil.[33] Einer davon litt zugleich auch an Demenz, beim anderen verschlechterten sich die kognitiven Funktionen zusehends. Das achtwöchige Trainingsprogramm setzte sich aus 24 Einheiten von je einer Stunde zusammen. Das Training selbst bestand aus Fahrradfahren auf einem Hometrainer. Die neuropsychologischen Tests waren ganz auf exekutive Funktionen ausgerichtet, unter anderem Aufmerksamkeit, (Arbeits-) Gedächtnis und kognitive Flexibilität. Beide Patienten zeigten eine signifikante Verbesserung in allen getesteten exekutiven Funktionen. Übereinstimmende Ergebnisse wurden auch in einer Studie mit nur einem Parkinsonpatienten festgestellt.[34] Es gibt auch eine Studie, an der eine Gruppe von Parkinsonpatienten, verteilt auf Experimental- und Kontrollgruppe, teilnahm.[35] Das Trainingsprogramm mit Laufen, Krafttraining und Fahrradfahren auf einem Hometrainer dauerte zwölf Wochen zweimal wöchentlich jeweils eine Stunde. Die neuropsychologischen Tests richteten sich vor allem auf Frontallappen, Temporallappen und die Frage, wie beide kooperieren. Die Ergebnisse zeigen, dass die Trainingsgruppe vor allem bei Aufgaben zu exekutiven Funktionen besser abschnitt. Obgleich die Ergebnisse der oben beschriebenen Studien alle in eine Richtung weisen, nämlich dass ein Zusammenhang besteht, meinen Kollegen, dass diese Ergebnisse mit Vorsicht betrachtet werden müssen.[36] Sie weisen auf die Gefahr eines *publication bias* hin, also dass nur Studien mit einem positiven Resultat von Zeitschriften angenommen oder von Wissenschaftlern angeboten werden, während die Studien ohne positiven Befund in der Schublade bleiben oder von manchen Zeitschriften gar nicht erst angenommen werden; diese Praxis ändert sich glücklicherweise in letzter Zeit, und zwar zu Recht, denn, wie gesagt, Nullbefunde sind ebenso wertvoll wie positive Ergebnisse.

23 Parkinsonpatienten erhielten zwanzig Tangostunden von je neunzig Minuten; die Teilnehmer der Kontrollgruppe (nur neun Parkinsonpatienten) erhielten Lektionen über Gesundheit, soziale Interaktion und dergleichen mehr.[37] Man untersuchte mögliche positive Auswirkungen des Tangotanzens auf das globale kognitive Leistungsvermögen, exekutive Funktionen, visuell-räumliches Gedächtnis und räumliche Kognition; bei dieser soll man sich einen Ort für bestimmte Zahlen ausdenken, sich also beispielsweise die Zahl neun rechts oben auf einem Blatt Papier vorstellen, oben in der Mitte die Zahl vier und unten links die zwei und so weiter. Gerade bei dieser Übung ließ sich nach den Tangostunden eine signifikante Verbesserung feststellen. Wichtig ist aber auch, dass die Tangostunden sich zudem positiv auf den Krankheitsverlauf auswirkten. Die Autoren meinen, dass der räumliche Aspekt beim Tanzen vielleicht mit dazu beigetragen haben könnte, dass sich das räumliche Vorstellungsvermögen der Parkinsonpatienten verbesserte.

Schlaganfall / Hirnblutung

In verschiedenen Studien wurde der Effekt von zusätzlicher körperlicher Aktivität auf die kognitive Leistungsfähigkeit von Schlaganfallpatienten untersucht. Eine davon ist die Studie von Marzolini und Mitarbeitern (2012). 41 Patienten nahmen an einem sechsmonatigen Programm teil, bei dem zusätzliche körperliche Aktivität (Laufen, Fahrradfahren) mit Krafttraining (Training mit Gewichten für Arme und Beine) kombiniert wurde. Die getesteten kognitiven Funktionen waren exekutive Funktionen wie (Arbeits-)Gedächtnis und kognitive Flexibilität, aber auch Sprache und zeitliche sowie räumliche Orientierung. Die Ergebnisse zeigen eine Verbesserung von Konzentration, Aufmerksamkeit und exekutiven Funktionen der Schlaganfallpatienten nach der Teilnahme am Trainingsprogramm. Die Studie hat ihre Schwachpunkte, denn es gab keine Kontrollgruppe und es könnte somit auch sein, dass sich die kognitiven Funktionen infolge einer natürlichen Rekonvaleszenz verbesserten, und nicht wegen des Trainings.

Korsakow-Syndrom

Beim Korsakow-Syndrom, einer Störung des Gehirns, die von jahrelangem Alkoholmissbrauch kombiniert mit schlechter Ernährung und dadurch bedingtem Vitamin-B1-Mangel verursacht wird, ist der Frontallappen beschädigt. Das Fehlen von Untersuchungen, die sich mit dem Effekt von zusätzlicher Bewegung auf die mit dem Frontallappen zusammenhängenden kognitiven Funktionen beschäftigen, wurde schon beklagt.

Multiple Sklerose

Multiple Sklerose (MS) ist eine Krankheit des zentralen Nervensystems, die sowohl die graue Substanz (Neuronen) als auch die weiße Substanz (Bahnsysteme) in ihrer Funktion beeinträchtigt. Ein Übersichtsartikel aus dem Jahr 2012[38] zeigt, dass nur zwei gut durchgeführte Studien (*Randomized Controlled Trials,* RCT) untersuchen, wie sich Bewegung auf das kognitive Funktionieren von MS-Patienten auswirkt. Eine der beiden Studien bringt negative Ergebnisse zutage. Nach der Teilnahme an einem Trainingsprogramm wurde die Aufgabe zur Geschwindigkeit der Informationsverarbeitung und zur geteilten und gerichteten Aufmerksamkeit nicht besser gelöst.[39] Das Trainingsprogramm bestand aus Ausdauer- und Krafttraining. Bei der anderen Studie[40] wurden ebenfalls keine Verbesserungen bei der kognitiven Leistungsfähigkeit von MS-Patienten festgestellt; die neuropsychologischen Tests richteten sich auf Aufmerksamkeit. Das Trainingsprogramm bestand aus Yoga und körperlicher Aktivität.

Neuere Studien lassen diese Schlussfolgerungen als voreilig erscheinen. So berichtet eine Studie aus dem Jahr 2014 durchaus von einem positiven Effekt von Bewegung auf Kognition, eine andere wiederum nicht. Die erste Studie ist ein Pilot-RCT[41] mit 42 MS-Patienten als Probanden. Die Behandlung dauerte acht bis zehn Wochen mit zwei bis drei Trainingseinheiten pro Woche. Diese Einheiten dauerten jeweils 15 bis 45 Minuten. Man konnte an vier Gruppen teilnehmen: Einer «Gruppe für Armtraining», einer Fahrradgruppe, einer Rudergruppe und einer Kontrollgruppe (Wartelistengruppe). Die neuropsychologischen Tests richteten sich auf Geschwindigkeit der Informationsverarbeitung, Aufmerksamkeit, Langzeitgedächtnis und exekutive Funktionen. Es zeigte sich, dass das verbale Lernvermögen der Patienten sich nach der Teilnahme an der Gruppe für Armtraining, der Fahrradgruppe und der Rudergruppe verbesserte. In einer wesentlich schwächeren Studie aus dem Jahr 2013[42] konnten nur acht MS-Patienten an den Messungen nach der Behandlungsperiode teilnehmen. Das Training bestand aus einem achtwöchigen Programm aus Ausdauer- und Widerstandstraining, gefolgt von drei Monaten freiem Training. Bei den kognitiven Funktionen wurden das verbale Lernen und das Arbeitsgedächtnis getestet. Bei keinem der kognitiven Tests konnte man nach der Teilnahme am Trainingsprogramm eine Verbesserung feststellen.

Schizophrenie

Als Schizophrenie wird eine Gruppe schwerer psychischer Krankheitsbilder mit einer Vielzahl von Störungen im Bereich der Wahrnehmung, des Denkens, der Ichfunktionen, des Willens, der Affektivität, des Antriebs sowie der Psychomotorik bezeichnet. Auch bei diesem Thema herrscht ein enormer Forschungsrückstand! Meines Wissens gibt es nur eine einzige Studie, bei der Schizophrenie-Patienten ein physisches Trainingsprogramm angeboten wurde.[43] Das Training (Fahrradfahren bei einer Herzfrequenz von 100 Schlägen pro Minute) fand zwölf Wochen lang dreimal wöchentlich je dreißig Minuten in einer Turnhalle statt. Dreizehn Patienten nahmen teil sowie eine Kontrollgruppe, die Tischfußball spielte. Tischfußball erfordert zwar Koordination und Konzentration, es erhöht jedoch nicht die körperliche Anstrengung in gleichem Maße wie Fahrradfahren.[44] Es gab auch noch eine zweite Kontrollgruppe mit Menschen ohne Schizophrenie. Besonders interessant an dieser Studie ist, dass man die Patienten auch in einen Scanner legte (MRI) und sich dabei besonders den Hippocampus ansah. Ich habe bereits beschrieben, welche wichtige Rolle der Hippocampus bei Gedächtnisprozessen spielt. Die Wissenschaftler testeten das Lang- und das Kurzzeitgedächtnis. Die Ergebnisse zeigen, dass die relative Größe des Hippocampus sich bei beiden Gruppen nach der Behandlung signifikant unterschied: Der Hippocampus der Gymnastikgruppe war um 12 Prozent größer als der der Kontrollgruppe, die Tischfußball gespielt hatte. Die Veränderungen des Hippocampus waren an die verbesserte Fitness der Probanden geknüpft. Letztlich gingen die Veränderungen im Volumen (Größe) des Hippocampus mit einem verbesserten Kurzzeitgedächtnis einher.

Ein aktueller Übersichtsartikel über Studien, in denen untersucht wurde, wie sich körperliche Aktivität bei psychiatrischen Erkrankungen wie schwerer Depression auf Kognition auswirkt, betont noch einmal, wie eigenartig es sei, dass man zwar vor dreißig Jahren mit diesen Untersuchungen begonnen habe, in der klinischen Praxis jedoch relativ wenig davon angekommen sei.[45]

Depression

Bei Senioren mit einer schweren Depression wurde untersucht, ob dreißig Minuten Laufen auf einem Laufband (65–75 Prozent der maximalen Herzfrequenz) zu einer Verbesserung ihrer kognitiven Funktionen führte.[46] Man untersuchte also einen «akuten» Effekt auf die allgemeine kognitive Leistungsfähigkeit, auf Aufmerksamkeit, Arbeitsgedächtnis und Impulskontrolle. Die Ergebnisse zeigen, dass sich nach dreißig Minuten intensiven Laufens Aufmerksamkeit und Impulskontrolle verbesserten; die akute Anstrengung wirkte sich jedoch nicht auf das Arbeitsgedächtnis aus. Die Autoren schließen als Begründung einen Lerneffekt im Grunde aus, da es auch eine Einheit ohne körperliche Aktivität gab, bei der diese Effekte nicht festgestellt wurden. Ein vergleichbares Ergebnis, nach nur dreißig Minuten Ausdauertraining, zeigte sich bei einer anderen Studie mit depressiven Patienten.[47]

Im Rahmen einer anderen Studie bekamen Menschen mit

Depression eine der folgenden Behandlungen angeboten: eine Kombination aus Tai-Chi (körperliches und mentales Training) und Escitalopram (ein Antidepressivum: 10 mg–20 mg Tagesdosis) oder eine Kombination aus Escitalopram und Informationsveranstaltungen zum Thema Gesundheit.[48] Sowohl die Trainingseinheiten als auch die Informationsveranstaltungen erstreckten sich über zehn Wochen bei jeweils zwei Stunden pro Woche. Wieder wurden exekutive Funktionen, Gedächtnis, Informationsverarbeitung und Aufmerksamkeit getestet. Am effektivsten war offenbar die Kombination aus Tai-Chi und Escitalopram; insbesondere das Gedächtnis verbesserte sich in dieser Gruppe. Ein Schwachpunkt dieser Studie war das Fehlen einer Kontrollgruppe.

Eine einzige Studie stellte keinen positiven Effekt von Bewegung auf das kognitive Funktionieren von Menschen mit einer schweren Depression fest.[49] Die Patienten unterzogen sich dabei einer von vier verschiedenen Therapien: 1. einem körperlichen Trainingsprogramm unter Anleitung, 2. einem Trainingsprogramm, das man zu Hause selbst durchführt, 3. Sertralin (Antidepressivum; SSRI) und 4. einer Placebo-Tablette. Das Trainingsprogramm dauerte sechzehn Wochen mit drei Einheiten pro Woche. Die neuropsychologischen Tests richteten sich auf exekutive Funktionen, verbales Gedächtnis und Arbeitsgedächtnis. An den Ergebnissen konnte man sehen, dass bei allen Tests die Probanden, die am Trainingsprogramm teilgenommen hatten, nicht besser abschnitten als die Probanden, die ein Placebo erhalten hatten. Trotz dieses negativen Ergebnisses ist es jedoch auffällig, dass die Teilnehmer der Trainingsgruppe im Vergleich zu den Probanden, die Sertralin genommen hatten, eine Verbesserung bei den exekutiven Funktionen zeigten.

Dass depressive Menschen auch in Bezug auf ihre kognitiven Funktionen wie Gedächtnis anfällig sind, ist weitgehend bekannt. Die an Stimmung und Stimmungsveränderungen beteiligten Neurotransmitter und neuronalen Netzwerke spielen ja auch bei kognitiven Prozessen eine Rolle. Zudem spricht wissenschaftlich gesehen einiges für den positiven Effekt von Bewegung auf Stimmungsstörungen wie Depression. Daher ist es wirklich auffällig, dass nicht mehr Studien über die Auswirkungen von Bewegung auf die kognitiven Funktionen von Depressiven durchgeführt wurden. Wer sich für die neurophysiologischen Mechanismen interessiert, die dem positiven Effekt von körperlichem Training auf Stimmungsstörungen wie Depression, aber auch bipolare Störungen zu Grunde liegen, den verweise ich auf die Übersichtsartikel von Alsuwaidan und Mitarbeitern (2009) und Barbour und Mitarbeitern (2007).

Schlussfolgerungen

Was lässt sich nun aus den Ergebnissen der hier vorgestellten Studien ableiten? Erstens, dass es viel zu wenige Studien über den wichtigen Zusammenhang zwischen Bewegung und Kognition bei Erkrankungen des zentralen Nervensystems gibt. Besonders, wenn man sich vor Augen hält, dass man dafür nichts einnehmen muss (und es somit keine Nebenwirkungen gibt). Zweitens, dass man aufgrund der beschränkten Anzahl geeigneter Studien keine wissenschaftlich fundierte Aussage über den (Un-)Sinn von Bewegung als wirksames Mittel zur Verbesserung des kognitiven Leistungsvermögens treffen kann. Drittens, dass, unter Berücksichtigung des vorigen Punktes, bei den meisten Erkrankungen sowohl von positiven als auch von negativen Effekten die Rede ist: Bewegung verbessert Kognition oder auch nicht. Viertens, dass, falls eine positive Auswirkung von Bewegung auf Kognition gefunden wird, diese nicht für alle kognitiven Funktionen gilt. Schließlich, dass bei einigen Erkrankungen des zentralen Nervensystems der Effekt von Bewegung auf die Kognition noch niemals untersucht wurde! Wenn wir unsere früheren Ergebnisse noch hinzuziehen, können wir eines jedoch mit Sicherheit sagen: Der Effekt von Bewegung auf Kognition ist bei inaktiven Menschen, die (noch) keine Erkrankung des zentralen Nervensystems haben, am besten belegt.

8 Kauen ist auch Bewegung!

«Es ist besser, den Mund zu halten und die Leute im Glauben zu lassen, dass man ein Idiot sei, als ihn zu öffnen und alle Zweifel zu beseitigen.»
Mark Twain

«Ich weiß nicht, warum, aber Kaugummi bringt mein Hirn in Gang.»
Brie Larson

«Der Gedanke kam mir eigentlich an dem Tag, als ich mein künstliches Gebiss erhielt.»
George Orwell

Kauen bringt das Gehirn in Gang

Was geschieht eigentlich beim Kauen im Gehirn? Das wurde folgendermaßen untersucht: Junge Menschen ohne Hirnerkrankungen wurden Kaugummi kauend in einen Scanner gelegt.[1] Wichtige Areale, die beim Kaugummikauen eine erhöhte Aktivität zeigten, waren der dorsolaterale präfrontale Kortex und der Parietallappen, eigentlich ein frontoparietales Netzwerk.

Es ist kaum überraschend, dass noch viel mehr Hirnareale beim Kauen zusammenarbeiten. Da wäre beispielsweise die Kooperation zwischen dem Kleinhirn (Cerebellum) und den sensomotorischen Gebieten.[2] Das Kleinhirn spielt unter anderem eine Rolle bei der Koordination von Bewegungen. Die sensomotorischen Bereiche empfangen Informationen aus Muskeln und Gelenken, so dass sich die Bewegungen besser an die Umstände, zum Beispiel eine unebene Fläche, auf der man läuft, anpassen können. Interessanterweise führt eine unterschiedliche Härte der Nahrung zu einer erhöhten Aktivität in verschiedenen Hirnarealen.[3] Unterschiedliche Härtegrade sollten also bei der Ernährung in einem Pflegeheim zum Beispiel zum Standard gehören. Die dann aktivierten Teile sind der dorsolaterale präfrontale Kortex (Frontallappen), die motorischen Bereiche und der Gyrus temporalis superior, ein Teil des Temporallappens.

Dort erfolgt die Integration verschiedener sensomotorischer Informationen: visuelle, auditive und somatosensorische (Informationen aus dem Körper selbst). Da es einer der Bereiche des Gehirns mit der höchsten Integrationsdichte ist, spielt er eine äußerst wichtige Rolle bei komplexen kognitiven Prozessen wie Gedächtnis, Aufmerksamkeit, Empathie, aber beispielsweise auch Gesichtserkennung. Es ist daher verständlich, dass ein Schaden in diesem Hirnteil, zum Beispiel durch einen Schlaganfall, schwerwiegende Folgen für den Patienten hat.

Noch mehr Bereiche des Gehirns werden beim Kauen aktiviert, so die Insula (Reilsche Insel), der Thalamus und das Cerebellum (Kleinhirn).[4] Das Kleinhirn soll unter anderem den Kaurhythmus mitbestimmen.[5]

Kauen, Durchblutung des Gehirns und Herzfrequenz

Die erhöhte Aktivität in den genannten Bereichen des Gehirns hängt auch mit einer besseren Durchblutung des Gehirns beim Kauen zusammen. In einer Studie wurde sogar die Wirkung von Kaugummikauen auf die Durchblutung des Gehirns mit der Wirkung von aufeinandergepressten Zähnen verglichen.[6]

Zugleich fand man heraus, dass die Herzfrequenz *(heart rate)* beim Aufeinanderpressen der Zähne und beim Kaugummikauen zunimmt. Eigentlich ist das also ein wenig wie beim Laufen! Weil 70 Prozent der Schlaganfälle im Versorgungsgebiet der Arteria cerebri media stattfinden (Mediainfarkt) ist Kauen gerade für ältere Menschen mit empfindlichem Gefäßsystem äußerst wichtig, da es die Durchblutung in einem der empfindlichsten Blutgefäße des Gehirns fördert.

Flüssignahrung

Natürlich stellt sich die Frage, ob Kauen das Schlaganfallrisiko mindern kann. Studien darüber habe ich leider noch nicht gefunden. Allerdings wurde eine Tierstudie mit Ratten durchgeführt.[7] Bei dieser Studie zeigte sich, dass nach einem Verschluss der Arteria cerebri media die Genesung viel besser in jener Rattengruppe verlief, die hartes Futter bekam, als bei den Tieren, die Flüssigfutter erhielten. Insbesondere das

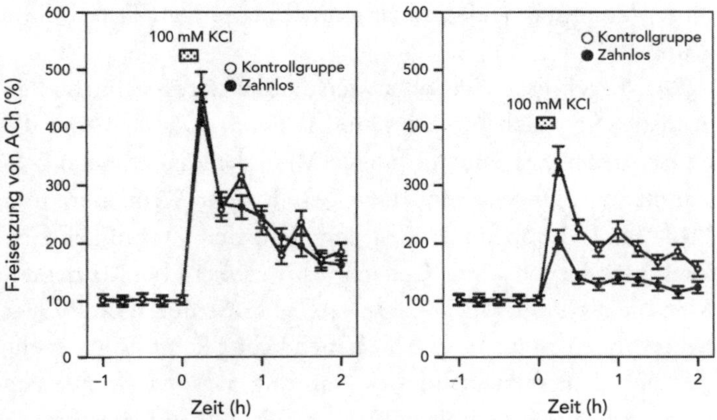

Abbildung 18: Nur bei alten Ratten (rechte Grafik) führt Zahnlosigkeit zu einer Abnahme der Acetylcholin-Freisetzung (ACh). Die Freisetzung von Acetylcholin bei jungen Ratten ist links dargestellt. Die schwarzen Punkte stellen die zahnlosen Ratten dar.

räumliche Gedächtnis verbesserte sich bei der ersten Gruppe. Andere tierexperimentelle Untersuchungen mit Mäusen bestätigen, dass Flüssignahrung zu einer Verschlechterung des Gedächtnisses und zu einem Verlust von Neuronen im Hippocampus führt.[8] Der Hippocampus spielt, wie man weiß, eine wichtige Rolle beim (visuell-räumlichen) Gedächtnis. Yamamoto und Hirayama berichten in einer Studie aus dem Jahr 2001 von vergleichbaren Ergebnissen. In wieder einer anderen Studie[9] entfernte man bei Mäusen sämtliche Zähne, wodurch das Kauvermögen stark abnahm. Die Wissenschaftler stellten eine Verschlechterung der Verbindung von Septum und Hippocampus fest.

Das Septum versorgt den Hippocampus mit Acetylcholin, einer der vielen Botenstoffe in unserem Gehirn. Diese Verbindung ist äußerst anfällig, unter anderem für Alzheimer, das die Verbindung zwischen Septum und Hippocampus zunehmend schwächt.[10] Interessant ist schließlich auch, dass eine verminderte Freisetzung von Acetylcholin nur bei älteren Tieren ohne Zähne stattfindet, nicht jedoch bei jungen Tieren ohne Zähne.[11]

Die Ergebnisse der oben genannten tierexperimentellen Studien mit weichem Futter und fehlenden Zähnen und die danach zitierte Studie mit jungen Menschen haben mich (zusammen mit Dr. Susanne Delwel, Dr. Rocane Weijenberg und Prof. Dr. F. Lobbezoo) dazu gebracht, den Zusammenhang zwischen Kauen und Gedächtnisprozessen bei dementen Menschen zu untersuchen. Unsere lieben Senioren im Pflegeheim kennen es nur zu gut: Sie haben häufig keine Zähne mehr und bekommen daher flüssige Nahrung, was, wie wir bereits sahen, sehr negative Folgen für ihre Gesundheit haben kann.

Kauen und Kognition

Im Jahr 2011 bat man eine Gruppe von Studenten, fünf Minuten vor den Gedächtnistests Kaugummi zu kauen. Eine andere Gruppe bat man, währenddessen Kaugummi zu kauen.[12] Eine Verbesserung bei den kognitiven Funktionen trat nur auf, wenn bereits vor den Tests Kaugummi gekaut wurde; wurde nur während der Tests gekaut, konnte keine Verbesserung festgestellt werden. Zudem fand man heraus, dass die beste Leistung in den ersten fünfzehn bis zwanzig Minuten des Tests erbracht wurde. Insgesamt weisen diese Ergebnisse vor allem auf einen Arousal-Effekt des Kauens hin,[13] wie bereits früher angedeutet wurde.[14] Das Arousalniveau nimmt nämlich langsam wieder ab, wenn nicht mehr gekaut wird. Das erklärt vielleicht auch, warum sich Kaugummikauen erst nach zwanzig Minuten Kauen auf die Aufmerksamkeitsspanne auswirkt und nicht früher.[15] Zu Beginn einer Aufgabe ist man noch sehr aufmerksam und reagiert schnell. Die Aufmerksamkeit nimmt jedoch ab, wenn sich die Aufgabe länger hinzieht; dadurch nimmt auch die Geschwindigkeit ab. Dann, nach etwa 20 bis 25 Minuten Kaugummikauen, nimmt offenbar die Wachsamkeit wieder zu. Die nichtkauende Kontrollgruppe konnte nach dieser Zeitspanne ihre Aufmerksamkeit überhaupt nicht mehr auf die Aufgabe richten.

Diese Erkenntnisse passen zu den Resultaten einer früheren Studie, die zeigen, dass Kauen nicht zu einer Verbesserung der Aufmerksamkeitsspanne bei Kindern mit und ohne ADHS führte.[16] Diese Ergebnisse stimmen überein, weil die Dauer der Aufgabe nur fünfzehn Minuten betrug (also weniger als die zwanzig Minuten, die notwendig sind, um einen positiven Effekt wahrzunehmen). Auch eine andere Studie kommt zu negativen Ergebnissen, konnte also keinen positiven Effekt auf Gedächtnisprozesse von jungen Menschen feststellen.[17] Allerdings bleibt bei dieser Studie unklar, wie lange insgesamt gekaut wurde. In einer der aktuellsten Studien fand man heraus, dass Kauen die Reaktionszeiten bei einer Aufgabe zum Arbeitsgedächtnis verkürzt. Die Aufgabe wurde also schneller erledigt.[18]

Zusammenfassend lässt sich sagen, dass sich Kauen anscheinend auf kognitive Prozesse auswirkt, insbesondere wenn es um Aufmerksamkeitsprozesse geht und man schon vor der Aufgabe mit dem Kauen beginnt. Will man mögliche Kausaleffekte auf andere kognitive Prozesse wie Gedächtnis, exekutive Funktionen und dergleichen feststellen, so sind viel mehr gut durchgeführte Studien nötig.

Kauen und Kognition bei älteren Menschen

Wie wir sehen konnten, besteht offenbar ein Zusammenhang zwischen Kauen und kognitivem Funktionieren. In einer Studie von Lexomboom und anderen aus dem Jahr 2012 wird das noch einmal bestätigt. Der Zusammenhang ist am deutlichsten bei Menschen ohne Zähne, die keine feste oder harte Nahrung kauen konnten. Dieser Zusammenhang blieb bestehen, nachdem man Alter, Geschlecht und Ausbildungsniveau überprüft hatte. Als Reaktion auf diese Studie schrieb eine andere Gruppe von Wissenschaftlern, dass nicht das Kauen die Ursache für eine Verschlechterung der kognitiven Funktionen sei, sondern der schlechte Ernährungszustand, der sich aus einem schlechten Gebiss und einer mangelhaften Mundgesundheit ergibt.[19] Doch aufgepasst, es geht hier um einen korrelativen, nicht jedoch einen kausalen Zusammenhang. Letzteres würde bedeuten, dass ein vermindertes Kauvermögen oder ein schlechter Ernährungszustand die *Ursache* für eine Verschlechterung der kognitiven Funktionen ist. Und so ein ursächlicher Zusammenhang wurde nie beschrieben.

Wir haben an der Universität Groningen ebenfalls eine Studie durchgeführt über den Zusammenhang von Kauen und den exekutiven Funktionen von Senioren ohne Demenz, die noch zu Hause wohnten.[20] Es gab zwei Gruppen von Teilnehmern, eine Gruppe mit eigenen Zähnen und eine Gruppe mit einem künstlichen Gebiss. Wir fanden keinen Zusammenhang zwischen Kauvermögen und exekutiven Funktionen innerhalb der Gruppe von Senioren mit eigenen Zähnen. Innerhalb der Gruppe mit künstlichem Gebiss konnten wir jedoch einen Zusammenhang feststellen: Die Senioren, die mit ihrem künstlichen Gebiss am schlechtesten kauten, schnitten auch bei den exekutiven Funktionen am schlechtesten ab. Als die Senioren beim Messen der Beißkraft (dazu wurde ein Beißapparat zwischen Ober- und Untergebiss verwendet) zubeißen sollten, klappte bei manchen Senioren das künstliche Gebiss einfach aus dem Mund, so schlecht passte es!

Der Begriff «stimulierende Umgebung» ist in diesem Buch bereits mehrfach gefallen, und immer reagierte das Gehirn junger sowie alter Menschen positiv auf eine stimulierende Umgebung. Stimulierend können beispielsweise auch die Mahlzeiten sein, die im Idealfall ein kleiner Höhepunkt des Tages sind. Im Alter kann es dazu kommen, dass sich die Anzahl stimulierender Momente drastisch reduziert, etwa weil man alleinstehend ist oder vielleicht alleine in einem Pflegeheim wohnt und wenig oder keinen Besuch bekommt. Wenn man Pech hat, verschlechtert sich auch die Sinneswahrnehmung, und man hört und sieht immer schlechter.

Ich kannte einmal einen blinden Mann, der ein Einzelzimmer in einem Pflegeheim bewohnte und selten oder nie Besuch erhielt. Ich ging zu ihm, um herauszufinden, ob er vielleicht an einer Depression litt. Als ich sein Zimmer betrat, natürlich nachdem ich geklopft und er «Herein» gesagt hatte, sah ich den Mann auf der Bettkante sitzen. Ich stellte mich vor und fragte ihn, ob ich mich kurz zu ihm setzen dürfe. Er murmelte etwas wie «in Ordnung», ich nahm einen Stuhl und setzte mich zu ihm. Ich sah, dass er auf dem Schoß einen Teller mit einem Stapel von mindestens vier belegten Broten hatte. Die Brote waren gebuttert, das konnte ich sehen, weil der Belag fehlte. Um einen freundlichen Gesprächseinstieg zu finden, bot ich ihm an: «Soll ich Ihnen noch ein wenig Wurst oder Käse holen, Sie haben ja nichts auf dem Brot.» Er antwortete: «Danke, nicht nötig.» Dann sagte er: «Sehen Sie das Glas Tee auf dem Tisch? Würden Sie das bitte zur Tischecke schieben?» Ich schob das Glas in die Ecke. Und dann passierte Folgendes: Er tastete mit der Rechten nach dem Teeglas, bis er es fühlte, nahm mit der Linken das oberste Brot und tunkte das ganze Brot in den Tee. Das triefende Etwas holte er heraus und verspeiste es dann. Das wiederholte er noch drei Mal. Die Mahlzeit als ein geselliger, stimulierender Moment des Tages, etwas, auf das man sich freuen kann? Kauen als positiver Einfluss auf Gehirnfunktionen? Fehlanzeige. Es war ein Trauerspiel.

Kauen, Mundhygiene und Demenz

Durch schlechte Mundhygiene verursachte Entzündungen am Zahnfleisch (Parodontitis) sollen laut einigen Wissenschaftlern zu Gehirnerkrankungen wie lakunären Infarkten führen kön-

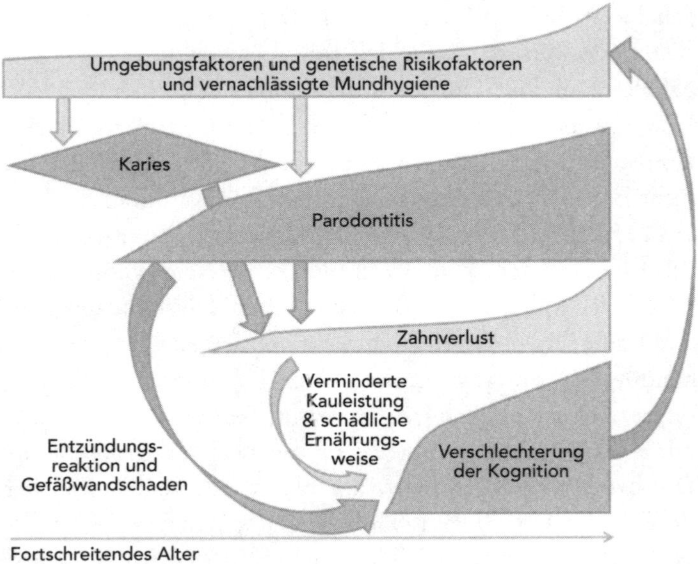

Abbildung 19: Nachlässige Mundhygiene kann zu einer Verschlechterung der kognitiven Funktionen beitragen.

nen.[21] Diese sind typisch für Patienten mit vaskulärer Demenz. Lakunen sind kleine Löcher oder Höhlen, insbesondere in der weißen Substanz, aber auch in den Bahnsystemen, die verschiedene Hirnareale miteinander verbinden.

Andere Studien stellen einen Zusammenhang her zwischen Parodontitis – und damit verbunden auch Zahnverlust – und einem erhöhten Alzheimerrisiko.[22] Das ist beinahe logisch, denn Gefäßerkrankungen sind auch typisch für die Neuropathologie von Alzheimer.[23] In ihrem Übersichtsartikel präsentieren die Wissenschaftler ein sehr anschauliches Modell über den Beitrag schlechter Mundhygiene zu kognitiver Verschlechterung (*cognitive impairment;* siehe Abbildung 19).

Leider gibt es noch zu wenige Studien, in denen untersucht wird, wie sich mehr Kauen, beispielsweise durch eine bessere Ernährung, bei der man auch wirklich kauen muss, auf die kognitiven Funktionen von Demenzkranken auswirkt. Dr. R. Weijenberg hat unter großem Einsatz in den letzten Jahren versucht, eine solche Studie durchzuführen. Doch viele Einrichtungen sind offenbar damit überfordert, auf eine konsequent bessere und kauintensivere Ernährung umzustellen. Weijenberg hatte also nirgends eine Untersuchungsgruppe von Demenzkranken zur Verfügung, die wirklich kauen mussten. Die Idee einer besseren Ernährung kam ihm übrigens beim Anblick der Essenswagen auf Station.

Essenswagen

Häufig bin ich rund fünf Stunden im Pflegeheim und bekomme dann auch Hunger. Das Pflegepersonal ist sehr zuvorkommend und will mir immer gerne etwas aus der Küche zukommen lassen. Ich sehe mich also nach den Essenswagen um, die um diese Uhrzeit zu den Stationen gebracht werden. «Essenswagen» darf ich eigentlich gar nicht mehr sagen, erst kürzlich ärgerte sich darüber jemand sehr. Wie ich dazu käme, die gebe es überhaupt nicht mehr, alles werde heutzutage frisch auf der Station gekocht!

Bei einigen Einrichtungen mag das so sein, das hoffe ich zumindest, aber bei den mir bekannten ist dies nicht der Fall, was an sich auch nicht so schlimm ist. Wichtig ist vor allem, welches Essen die Bewohner erhalten. Also, was steht eigentlich auf den Servierwagen, die durch die Psychogeriatrie fahren? Was kommt zum Vorschein, wenn man die Deckel auf den Tabletts lüftet? Antwort: Brei und Pudding. Für Menschen mit Schluckproblemen ist das auch passend, die brauchen halb flüssige Nahrung. Aber 60 Prozent der Menschen in psychogeriatrischen Abteilungen können durchaus kauen – warum tun sie das dann nicht?

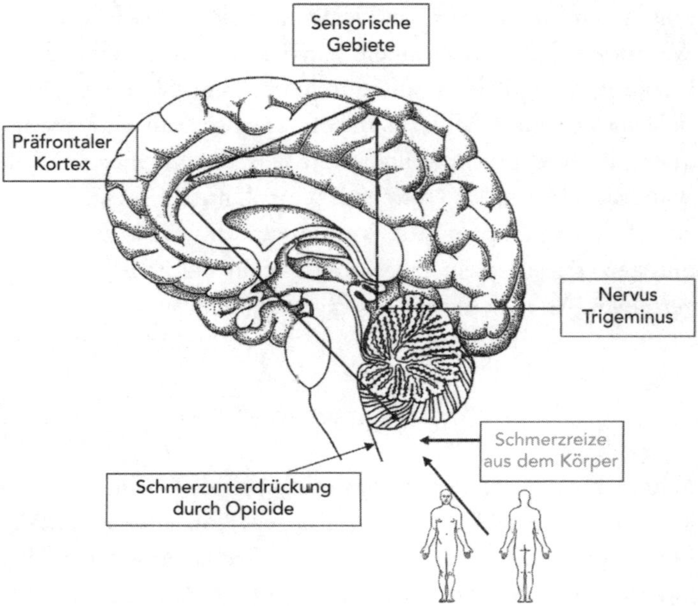

Abbildung 20: Kauen geht mit einer Aktivierung des Nervus Trigeminus, einem Hirnnerv, einher. Aus den dazugehörigen Hirnnervenkernen werden Reize in die sensorischen Bereiche der Hirnrinde transportiert, die wiederum mit dem präfrontalen Kortex verschaltet sind. Vom präfrontalen Kortex führt dann ein absteigendes Bahnsystem über den Hirnstamm zum Rückenmark, wo eintreffende Schmerzreize unterdrückt werden. So wird der Schmerz gestillt.[24]

Schmerztherapie und Stressvermeidung

Sie fragen sich vielleicht, warum das Thema Kauen in einem Buch über den Zusammenhang zwischen Bewegung/Bewegungsmangel und Gehirn und insbesondere zwischen Bewegung/Bewegungsmangel und Kognition vorkommt. Der Grund ist folgender: Hirnareale, die bei kognitiven Funktionen wie dem Gedächtnis eine Rolle spielen – man denke an den präfrontalen Kortex –, spielen auch eine wichtige Rolle bei der Verarbeitung von Schmerz. Wie bereits weiter oben erwähnt, führt Bewegung zu einer erhöhten Aktivität des präfrontalen Kortex, und von diesem verläuft eine Bahn zum Rückenmark, die dort für die Unterdrückung von Schmerzreizen sorgt (siehe Abbildung 20).

Das abgebildete Modell wurde unter anderem in einer tierexperimentellen Studie mit Ratten beschrieben.[25] Dabei ließ man Ratten hartes Futter kauen, wodurch Opioide (morphiumähnliche Stoffe) freigesetzt wurden und der Schmerz gestillt wurde.[26] Schmerzstillung vom präfrontalen Kortex über das absteigende Bahnsystem findet im Hinterhorn des Rückenmarks statt, wo Reize aus dem Körper eintreffen. In einer Studie mit jungen Menschen zwischen 26 und 37 Jahren fand man heraus, dass Serotonin, ein wichtiger Neurotransmitter, eine große Rolle beim schmerzstillenden Effekt des Kauens spielt.[27] Auch in dieser Studie wurde auf die Rolle des präfrontalen Kortex bei der Schmerzstillung hingewiesen. In Abbildung 21 sieht man, wie der Serotoningehalt während des Kauens (GC) zunimmt.

Wie sieht es mit der schmerzstillenden Wirkung von Kauen bei (jungen) Kindern aus? Das untersuchten 2003 Lewkowski und Mitarbeiter. Sie erläutern, dass Schmerz bei Kindern manchmal sehr einfach bekämpft werden kann, nämlich mit einem süßen Geschmack und einem Schnuller zum Kauen oder Daraufbeißen. Laut den Wissenschaftlern wirkt der süße Geschmack schmerzstillend, da dadurch Opioide freigesetzt werden, während das Nuckeln und Kauen am Schnuller möglicherweise die Serotoninproduktion erhöht.[28] In ihrer Studie untersuchten sie, welche Methode am besten zur Schmerzbekämpfung wirkte: der süße Geschmack, die Kaubewegung oder beides zusammen. Die Ergebnisse zeigen, dass ein süßer Geschmack allein oder Kauen für sich genommen bei Kindern *nicht* schmerzstillend wirkte. Jedoch zeigte sich auch ein schwer zu erklärender Unterschied zwischen Jungen und Mädchen. Bei Jungen verschlimmerte sich der Schmerz durch den süßen Geschmack, doch nur, wenn der süße Geschmack mit Kauen kombiniert wurde. Bei Mädchen war es genau um-

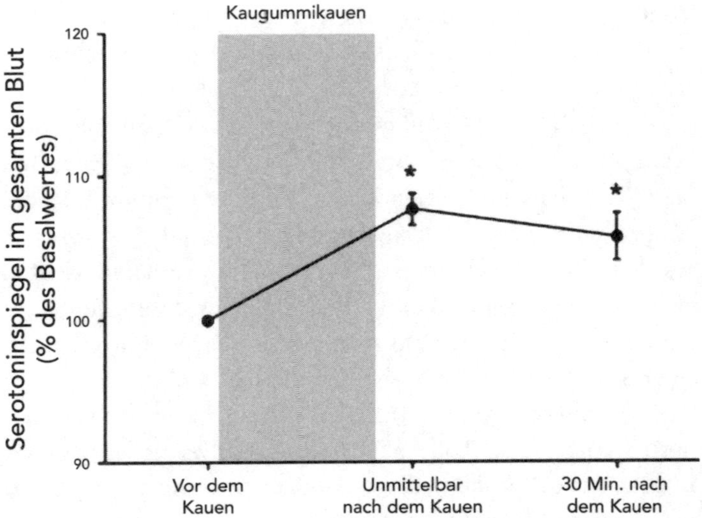

Abbildung 21: Serotoninzunahme beim Kaugummikauen, das schmerzstillend wirkt.

gekehrt. Süßer Geschmack verminderte den Schmerz, wenn er mit Kauen kombiniert wurde.

Zusammenfassend lässt sich sagen, dass die heutigen Ergebnisse vor allem zu weiteren Untersuchungen dieses überaus spannenden Zusammenhangs zwischen Kauen und Schmerzempfinden einladen.

Die stressmindernde Wirkung von Kauen

Weiter oben wurde beschrieben, welche schädlichen Auswirkungen chronischer Stress auf die Leistungsfähigkeit des Gehirns, genauer gesagt auf das Funktionieren bestimmter Hirnareale wie den Hippocampus haben kann. Ein allgemein bekanntes Mittel, um Spannungen und Nervosität abzubauen, ist Kaugummikauen. Doch wie funktioniert das im Gehirn? Schauen wir uns einige interessante Befunde an.

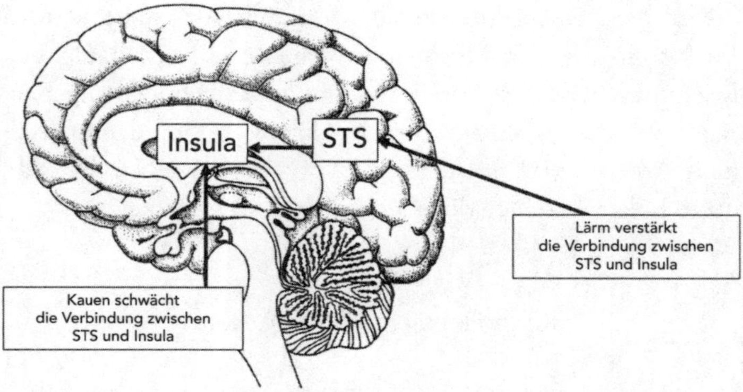

Abbildung 22: Lärm verstärkt die Verbindung zwischen dem Sulcus temporalis superior (STS) und der Insula, wodurch man mehr Stress erlebt. Kauen schwächt diese Verbindung, weil Kauen Aufmerksamkeit erfordert; dadurch erlebt man weniger Stress.

Wenn man bei Menschen den Stress erhöht, indem man sie einer lauten Umgebung aussetzt, erhöht sich die Aktivität im Sulcus temporalis superior (STS). Dadurch erhöht sich wiederum die Aktivität in der Insula, einem Gebiet, das für die Verarbeitung von eigenen, internen emotionalen Gefühlen zuständig ist. Auf diese Weise erfährt man Stress. Nehmen wir an, Sie kauen nun Kaugummi. Die dadurch erforderte Aufmerksamkeit sorgt dafür, dass die Aktivität des STS zur Insula gebremst wird. Die Insula wird so weniger aktiviert, und man hat weniger Stress.[29]

In welchem Verhältnis steht die Kaugeschwindigkeit zu Stress? Der Stresspegel wird anhand des Cortisolgehalts im Speichel bestimmt. Stress wird ausgelöst, indem den Probanden Rechenaufgaben vorgelegt werden. Je schneller gekaut wird, so die Ergebnisse, desto niedriger ist der Cortisolgehalt, desto weniger Stress hat die Person.

Einer aktuellen Studie zufolge ist die Kaufrequenz abhängig davon, in welchem Maße man psychosozialem Druck ausgesetzt ist.[30] Der psychosoziale Druck wurde herbeigeführt, indem die Versuchsperson fünf Minuten vor einem kleinen Publikum von zwei Personen sprechen und Rechenaufgaben lösen muss. Die Teilnehmer mussten in Fragebögen angeben, wie hoch der psychosoziale Druck vor, während und nach dem Auftritt war. Je höher der psychosoziale Druck war, desto höher war auch die Kaufrequenz, wie sich zeigte.

Kauen ist nicht immer gesund

Ich schließe mit dem Hinweis, dass Kauen nicht in jedem Fall gesund ist. Trotz aller positiven und eventuell positiven Effekte von Kauen auf das Gehirn ist natürlich entscheidend, worauf man kaut! Dass Rauchen sehr ungesund ist, weiß jeder. Daran ändert sich wenig, wenn man den Tabak kaut.

Schlusswort

Konnte ich Sie ein wenig ärgern oder zumindest aus der Reserve locken, damit Sie wieder aktiv werden, vielleicht auch gemeinsam mit anderen zusammen? Ist dies eine gute Methode, um Sie aus dem Sessel zu bekommen? Funktioniert es, Ihnen vorzuhalten, was Ihnen alles droht: erhöhtes Risiko auf Herz- und Gefäßkrankheiten, Bluthochdruck, Diabetes Typ 2 (Altersdiabetes), Verschlechterung der kognitiven Funktionen, Demenz, Schlaganfall, Hirnblutung und noch jede Menge anderer Krankheiten? Eines hat mich die letzten Jahre wirklich beschäftigt, nämlich die Frage, ob dies die richtige Herangehensweise ist.

Ich habe eine Mission. Ich will jedem, Jung und Alt, nahebringen, wie ernst die Folgen von Bewegungsmangel sind und wie viel wir von Bewegung profitieren können. Das ist nicht nur für unsere Gesundheit heute wichtig, sondern auch für die Gesundheit in Zukunft.

Doch funktioniert diese Herangehensweise mit Drohungen und Anspornen? Sehen Sie sich die Anti-Rauchen-Kampagnen an. Auf einer Zigarettenschachtel steht, dass Rauchen tötet, ganz groß, schwarz auf weiß. Es steht nicht da: Wenn Sie nicht rauchen, leben Sie gesünder und länger. Die Anti-Rauchen-Kampagnen setzen also auf die Wirkung von Abschreckung. Doch auch mit anderen Methoden als Abschreckung begegnet man der Gefahr des Rauchens: Man versucht etwa, mit dem hohen Preis und durch Aufklärung zu verhindern, dass die erste Schachtel überhaupt gekauft wird. Entmutigung ist auch eine Herangehensweise. Man darf bei öffentlichen Anlässen und in öffentlichen Gebäuden nicht mehr rauchen, sondern nur noch im Freien bei Wind und Wetter oder in einem markierten Gebiet am Bahnsteig.

Sicher funktioniert die eine Anti-Rauchen-Strategie besser

als die andere, doch erst zusammengenommen sind sie richtig erfolgreich. So wird Rauchen in bestimmten Situationen immer mehr zum No-Go – und genau das will ich auch bei der Frage des Bewegungsmangels erreichen. Bewegungsmangel in Einrichtungen für kognitiv empfindliche Menschen, wie Senioren mit Demenz oder geistig Behinderte, muss ein No-Go werden. Ich denke an eine Meldestelle, an die sich Verwandte, Bekannte und Freunde wenden können, wenn der Patient immer nur auf einem Stuhl sitzt. So ein «Petz-System» widerstrebt mir eigentlich zutiefst, doch vielleicht brauchen wir es, damit sich überhaupt etwas verändert.

Senioren, die länger zu Hause wohnen müssen, jedoch nicht mehr zu Spaziergängen abgeholt werden – No-Go. Adipöse Kinder, die an keinem wöchentlichen Trainingsprogramm teilnehmen – No-Go. Übergewichtige Eltern, die sich nicht anstrengen, etwas gegen ihr Übergewicht zu unternehmen – No-Go. Diese Einstellung will ich erreichen, und dafür braucht es eine breit angelegte Strategie, genau wie beim Rauchen. Nicht umsonst heißt es: Sitzen ist das neue Rauchen.

Dieses Buch ist ein bescheidener Anfang. Ich will nicht nur warnen, sondern auch zeigen, was mit Bewegung für viele Gruppen von Menschen erreicht werden kann, von vernachlässigten Kindern bis Senioren mit Demenz. Meine Mission kann jedoch nur erfolgreich sein, wenn Sie für sich und für andere die Initiative ergreifen, den inaktiven Lebensstil beenden und in Bewegung kommen. Tun Sie das?

Anhang

Anmerkungen

1 Lieber faul als müde

1 Kohl et al., 2012
2 Wen & Wu, 2012
3 Lee et al., 2012
4 Wen & Wu, 2012
5 Wen & Wu, 2012
6 Wen & Wu, 2012
7 Ng & Popkin, 2012
8 Matthews et al., 2012
9 Matthews et al., 2012
10 Owen et al., 2010
11 Siddarth, 2013
12 Lees & Hopkins, 2013
13 Siddarth, 2013
14 Biddle et al., 2010
15 Biddle et al., 2010
16 Day et al., 2013
17 Day et al., 2013
18 Gale and Martyn, 1998
19 Christodoulou, 2012
20 Bennett & Thomas, 2014
21 Christodoulou, 2012
22 Bennie et al., 2013
23 Van der Ploeg und Mitarbeiter, 2012
24 Die genannte Studie wurde (leicht) kritisiert. So kann das vermehrte Sitzen auch die Folge einer Krankheit sein, nicht nur ihre Ursache. Andrade und Fernandes (2012) gehen davon aus, dass Menschen, die mehr sitzen, auch ungesünder essen und trinken; das habe diese Studie nicht berücksichtigt. Ein anderer Kritiker (Piligian, 2012) fügt dem hinzu, dass es wichtig ist, welche Arbeit man im Sitzen verrichtet. Es gibt Tätigkeiten, die schädlich sein können, da sie beispielsweise chronischen Stress verursachen.
25 Johnson Dias & Whitaker, 2013
26 Willey et al., 2010
27 Wen & Wu, 2012
28 De Neys und Mitarbeiter, 2013
29 Stern, 2009

2 Im Pflegeheim

1 Bohannon, 2008
2 www.ouderenfonds.nl
3 Conroy et al., 2010
4 Scott et al., 2011
5 McEwen, 2000
6 Radley & Sawchenko, 2011
7 Luo et al., 2012
8 Ikezoe et al., 2013
9 Gorzoni & Pires, 2011

10 Wagner et al., 2008
11 Wagner et al., 2008
12 Bates-Jensen et al., 2004a
13 Bates-Jensen et al., 2004b
14 Roberts et al., 2010
15 Huijben-Schoenmakers et al., 2009
16 Huijben-Schoenmakers et al., 2013
17 Lincoln et al., 1996

3 Im Krankenhaus

1 Zegelin, 2008
2 Zegelin, 2008
3 Perkins & Clark, 2001
4 Sari, 2010
5 Haapnanen-Niemi et al., 1999
6 Männer mit geringer Aktivität: 0–900 Kalorien pro Woche; mittlere Aktivität: 901–1700 Kalorien pro Woche; vermehrte Aktivität: mehr als 1700 Kalorien pro Woche. Frauen mit geringer Aktivität: 0–700 Kalorien pro Woche; mittlere Aktivität: 701–1300 Kalorien pro Woche; vermehrte Aktivität: mehr als 1300 Kalorien pro Woche.
7 Brown et al., 2009
8 Brown et al., 2009
9 Volpato et al., 2007
10 Zisberg et al., 2011
11 Brown et al., 2009
12 Ehrlich et al., 1994
13 Birchall & Waters, 1996
14 Brown et al (2009) schlagen daher vor, mit Hilfe von Ehrenamtlichen ein Laufprogramm anzubieten. Dies war in einem Pflegeheim (Holmberg 1997) tatsächlich erfolgreich.
15 Diese Initiative verbesserte vor allem das Maß an Aktivität, leider jedoch nicht die soziale Interaktion (Clissett, 2001).
16 Silva et al., 2009
17 Brown et al., 2004
18 Sager et al., 1996
19 Walsh & Bruza, 2007
20 Über den folgenden Link kann man sich ein Video ansehen, bei dem der HARP erstellt wird: http://vimeo.com/4902615. Es bleibt anzumerken, dass die Verlässlichkeit dieses Tests nicht bekannt ist (Hoogerduijn et al., 2007).
21 Allen et al., 1999
22 Dock, 1944
23 Gillis & MacDonald, 2005
24 Gillis & MacDonald, 2005
25 Asher, 1947
26 Lindgren et al., 2004
27 Creditor, 1993
28 Creditor, 1993
29 Perhonen et al., 2001
30 Corcoran, 1991
31 Creditor, 1993
32 Greenleaf & Kozlowski, 1982
33 Thyfault & Booth, 2011; Bergouignan et al., 2011
34 Bergouignan et al., 2011
35 Fox et al., 2010
36 Despond et al., 1999

37 King, 2006
38 Manias et al., 2006
39 Manias et al., 2006
40 Schofield & Earnest, 2006
41 Zegelin, 2008
42 Gillis & MacDonald, 2005; Nolan & Thomas, 2008, Details zu diesem Programm finden Sie auf der Website: http://www.biomedcentral.com/content/supplementary/1472-6963-8-250-S1.doc
43 Gillis & MacDonald, 2005 / siehe Anmerkung 42
44 Gillis & MacDonald, 2005 / siehe Anmerkung 42

4 Aufregen erwünscht!

1 Welch et al., 2013

5 Die Weisheit des Gehens

1 Morris & Hardman, 1996; Ogilvie et al., 2007
2 Swaab, 1991
3 Ouchi et al., 2004
4 Smith, 2009
5 Grabow, 2010
6 Smith, 2009
7 Bemelmans et al., 2010
8 Bemelmans et al., 2010
9 Meeks & Jeste, 2009
10 Cavada & Goldman-Rakic, 1989
11 Clower et al., 2001
12 Chae et al., 2012
13 Christie et al., 2008
14 Christie et al., 2008

6 Kondition und Kognition

1 Mustroph et al., 2012
2 Xie et al., 2013
3 Molteni et al., 2002
4 Für eine Übersicht und eine detaillierte Beschreibung dieser Veränderungen siehe Vigorito & Giallauria, 2014
5 Swaab et al., 1991
6 Leosco et al., 2013
7 Leosco et al., 2013
8 Chandrashekhar & Anand, 1991
9 Für einen Übersichtsartikel siehe Shaw et al., 2006
10 Verissimo et al., 2002
11 Goodman et al., 2011
12 Chandrashekhar & Anand, 1991
13 Chandrashekhar & Anand, 1991
14 Siegel et al., 1995
15 Perkins & Clark, 2001
16 Scherder et al., 2013
17 Verburgh et al., 2014
18 Drollette et al., 2014

19 Hillman et al., 2009
20 Hillman et al., 2009
21 Rosen et al., 2013
22 Duncan & Johnson, 2014
23 Nanda et al., 2013
24 Chang et al., 2012
25 Kattenstroth et al., 2010
26 Brown et al., 2006
27 Chang et al., 2013
28 Davis et al., 2011
29 Carlson und Mitarbeiter, 2008
30 Curlik & Shors, 2013
31 Curlik & Shors, 2013

7 Die Heilkraft der Bewegung

1 Chang et al., 2014
2 Verret et al., 2012
3 Craft, 1983
4 Grassmann et al., 2014
5 Anderson-Hanley et al., 2011
6 Perry, 2002
7 Goldshtrom et al., 2011
8 Michaeli et al., 2014
9 Michaeli et al., 2014
10 Tomporowski & Ellis, 1985
11 Vogt et al., 2013
12 Rodgers et al., 2013
13 Rodgers et al., 2013
14 Rodgers et al., 2013
15 Lautenschlager et al., 2008
16 Suzuki et al., 2013
17 Scherder et al., 2005
18 Lam et al., 2011
19 Smith et al., 2013
20 Scherder et al., 2013
21 Yu et al., 2013
22 Venturelli et al., 2011
23 De Andrade et al., 2013
24 Aarsland et al., 2010
25 Verdelho et al., 2012
26 Eggermont et al., 2009a
27 Eggermont et al., 2009b
28 Forbes et al., 2013
29 Littbrand et al., 2011
30 Law et al., 2014
31 McMillan et al., 2002
32 Grealy et al., 1999
33 Tabak et al., 2013
34 Nocera et al., 2010
35 Cruise et al., 2011
36 Hindle et al., 2013
37 McKee et al., 2013
38 Motl & Pilutti, 2012
39 Romberg et al., 2005
40 Oken et al., 2004
41 Briken et al., 2014
42 Swank et al., 2013
43 Pajonk et al., 2010
44 Pajonk et al., 2010
45 Knöchel et al., 2012
46 Vasques et al., 2011
47 Kübesch et al., 2003
48 Lavretsky et al., 2011
49 Hoffman et al., 2008

8 Kauen ist auch Bewegung!

1 Takada & Miyamoto, 2004
2 Quintero et al., 2013
3 Takahashi et al., 2007
4 Teixeira et al., 2014
5 Teixeira et al., 2014
6 Hasegawa et al., 2007
7 Kawanishi et al., 2010
8 Okihara et al., 2014
9 Onozuka, 2002
10 Belarbi et al., 2009
11 Kato et al., 1997
12 Onyper et al., 2011
13 Onyper et al., 2011
14 Teixeira et al., 2014
15 Tucha & Simpson, 2011
16 Tucha et al., 2010
17 Miles & Johnson, 2007
18 Hirano et al., 2013
19 Savikko et al., 2013
20 Scherder et al., 2008
21 Tachugi et al., 2013
22 Singhrao et al., 2014
23 Noble et al., 2013
24 Ogawa et al., 2003
25 Ogawa et al., 2003
26 Ogawa et al., 2003
27 Kamiya et al., 2010
28 Lewkowski et al., 2003
29 Yu et al., 2013
30 Petrowski et al., 2014

Literatur

1 Lieber faul als müde

Andrade, C., Fernandes, P., «Is sitting harmful to health? It is too early to say», in: *Archives of Internal Medicine* 2012; 172(16), 1272–3.

Bennett, S., Thomas, A. J., *Depression and dementia: Cause, consequence or coincidence?* Maturitas 2014.

Bennie, J. A., Chau, J. Y., van der Ploeg, H. P., Stamatakis, E., Do, A., Bauman, A., «The prevalence and correlates of sitting in European adults – a comparison of 32 Eurobarometer-participating countries», in: *The International Journal of Behavioral Nutrition and Physical Activity* 2013; 10, 107.

Biddle, S. J., Pearson, N., Ross, G. M., Braithwaite, R., «Tracking of sedentary behaviours of young people: a systematic review», in: *Preventive Medicine* 2010; 51(5), 345–51.

Christodoulou, M., «Locked up and at risk of dementia», in: *Lancet Neurology* 2012; 11(9), 750–1.

Day, K., Alfonzo, M., Chen, Y., Guo, Z., Lee, K. K., «Overweight, obesity, and inactivity and urban design in rapidly growing Chinese cities», in: *Health & Place* 2013; 21, 29–38.

Dias, J., Whitaker, R. C., «Black mothers' perceptions about urban neighborhood safety and outdoor play for their preadolescent daughters», in: *Journal of Health Care for the Poor and Underserved* 2013; 24, 206–19.

Evenson, K. R., Sarmiento, O. L., Macon, M. L., Tawney, K. W., Ammerman, A. S., «Environmental, Policy, and Cultural Factors Related to Physical Activity Among Latina Immigrants», in: *Women & Health* 2002; 36, 43–57.

Gale, C., Martyn, C., «Larks and owls and health, wealth, and wisdom», in: *British Medical Journal* 1998; 317, 1675–7.

Kohl, H. W. 3rd, Craig, C. L., Lambert, E. V., Inoue, S., Alkandari, J. R., Leetongin, G., Kahlmeier, S.; Lancet Physical Activity Series Working Group, «The pandemic of physical inactivity: global action for public health», in: *The Lancet* 2012; 380(9838), 294–305.

Lee, I. M., Shiroma, E. J., Lobelo, F., Puska, P., Blair, S. N., Katzmarzyk, P. T.; Lancet Physical Activity Series Working Group, «Effect of physical inactivity on major non-communicable diseases worldwide: an analysis of burden of disease and life expectancy», in: *The Lancet* 2012; 380(9838), 219–29.

Lees, C., Hopkins, J., «Effect of aerobic exercise on cognition, academic achievement, and psychosocial function in children: a systematic review of randomized control trials», in: *Preventing Chronic Disease* 2013; 10, E174.

Marquez, D. X., McAuley, E., «Social cognitive correlates of leisure time physical activity among Latinos», in: *Journal of Behavioural Medicine* 2006; 29(3), 281–9.

Matthews, C. E., George, S. M., Moore, S. C., Bowles, H. R., Blair, A., Park, Y., Troiano, R. P., Hollenbeck, A., Schatzkin, A., «Amount of time spent in sedentary behaviors and cause-specific mortality in US adults», in: *The American Journal of Clinical Nutrition* 2012; 95, 437–45.

Neys, de W., Rossi, S., Houdé, O. «Bats, Balls, and substitution sensitivity: cognitive misers are no happy fools», in: *Psychonomic Bulletin & Review* 2013; 20(2), 269–75.

Ng, S. W., Popkin, B. M., «Time use and physical activity: a shift away from movement across the globe», in: *Obesity Reviews* 2012; 13(8), 659–80.

Owen, N., Healy, G. N., Matthews, C. E., David, W., Dunstan, D. W., «Too Much Sitting: The Population Health Science of Sedentary Behavior», in: *Exercise and Sport Sciences Reviews* 2010; 38, 105–13.

Piligian, G. J., «It is also what you do when sitting», in: *Archives of Internal Medicine* 2012; 172(16), 1272.

Ploeg, van der, H. P., Chey, T., Korda, R. J., Banks, E., Bauman, A., «Sitting time and all-cause mortality risk in 222 497 Australian adults», in: *Archives of Internal Medicine* 2012; 172(6), 494–500.

Robinson, B. K., Wicks, M. N., «Religiosity, self-efficacy for exercise, and African American women», in: *Journal of Religion and Health* 2012; 51(3), 854–64.

Siddarth, D., «Risk factors for obesity in children and adults», in: *Journal of Investigative Medicine* 2013; 61(6), 1039–42.

Stern Y., «Cognitive reserve», in: *Neuropsychologia* 2009; 47(10), 2015–28.

Thompson, J. L., Allen, P., Cunningham-Sabo, L., Yazzie, D. A., Curtis, M., Davis, S. M., «Environmental, policy, and cultural factors related to physical activity in sedentary American Indian women», in: *Women Health* 2002; 36(2), 59–74.

Vangeepuram, N., Mervish, N., Galvez, M. P., Brenner, B., Wolff, M. S., «Dietary and physical activity behaviors of New York City children from different ethnic minority subgroups», in: *Academic Pediatrics* 2012; 12(6), 481–8.

Wen, C. P., Wu, X., «Stressing harms of physical inactivity to promote exercise», in: *The Lancet* 2012; 380, 192–3.

Willey, J. Z., Paik, M. C., Sacco, R., Elkind, M. S. V., Boden-Albala, B., «Social Determinants of Physical Inactivity in the Northern Manhattan Study (NOMAS)», in: *Journal of Community Health* 2010; 35, 602–8.

2 Im Pflegeheim

Bates-Jensen, B. M., Alessi, C. A., Cadogan, M., Levy-Storms, L., Jorge, J., Yoshii, J., Al-Samarrai, N. R., Schnelle, J. F., «The Minimum Data Set Bedfast Quality Indicator. Differences among nursing homes», in: *Nursing Research* 2004a; 53, 260–72.

Bates-Jensen, B. M., Schnelle, J. F., Alessi, C. A., Al-Samarrai, N. R., Levy-Storms, L., «The effects of staffing on in-bed times of nursing home residents», in: *Journal of the American Geriatric Society* 2004b; 52, 931–8.

Bernhardt, J., Dewey, H., Thrift, A., Donnan, G., «Inactive and alone: physical activity within the first 14 days of acute stroke unit care», in: *Stroke* 2004; 35(4), 1005–9.

Bohannon, R. W., «Hand-grip dynamometry predicts future outcomes in aging adults», in: *Journal of Geriatric Physical Therapy* 2008; 31(1), 3–10.

Bushnell, M. C., Ceko, M., Low, L. A., «Cognitive and emotional control of pain and its disruption in chronic pain», in: *Nature Reviews Neuroscience* 2013; 14(7), 502–11.

Conroy, R. M., Golden, J., Jeffares, I., O'Neill, D., McGee, H., «Boredom-proneness, loneliness, social engagement and depression and their association with cognitive function in older people: a population study», in: *Psychology, Health & Medicine* 2010; 15(4), 463–73.

Gorzoni, M. L., Pires, S. L., «Deaths in nursing homes», in: *Revista da Associação Médica Brasileira* 2011; 57(3), 327–31.

Huijben-Schoenmakers, M., Gamel, C., Hafsteinsdottir, T. B., «Filling up the hours: how do stroke patients on a rehabilitation nursing home spend the day?», in: *Clinical Rehabilitation* 2009; 23, 1145–50.

Huijben-Schoenmakers, M., Rademaker, A., Scherder, E., «‹Can practice undertaken by patients be increased simply through implementing agreed national guidelines?› An observational study», in: *Clinical Rehabilitation* 2013; 27(6), 513–20.

Ikezoe, T., Asakawa, Y., Shima, H., Kishibuchi, H., Ichihashi, N., «Daytime physical activity patterns and physical fitness in institutio-

nalized elderly women: An exploratory study», in: *Archives of Gerontology and Geriatrics* 2013; 57, 221–5.
Lincoln, N. B., Willis, D., Philips, S. A., Juby, L. C., Berman, P., «Comparison of rehabilitation practice on hospital wards for stroke patients», in: *Stroke* 1996; 27(1), 18–23.
Luo, Y., Hawkley, L. C., Waite, L. J., Cacioppo, J. T., «Loneliness, health, and mortality in old age: a national longitudinal study», in: *Social Science and Medicine* 2012; 74(6), 907–14.
McEwen, B. S., «The neurobiology of stress: from serendipity to clinical relevance», in: *Brain Research* 2000; 886(1–2), 172–89.
Radley, J. J., Sawchenko, P. E., «A common substrate for prefrontal and hippocampal inhibition of the neuroendocrine stress response», in: *The Journal of Neuroscience* 2011; 31(26), 9683–95.
Roberts, D. R., Ramsey, D., Johnson, K., Kola, J., Ricci, R., Hicks, C., Borckardt, J. J., Bloomberg, J. J., Epstein, C., George, M. S., «Cerebral cortex plasticity after 90 days of bed rest: data from TMS and fMRI», in: *Aviation, Space, and Environmental Medicine* 2010; 81(1), 30–40.
Scott, S. B., Jackson, B. R., Bergeman, C. S., «What contributes to perceived stress in later life? A recursive partitioning approach», in: *Psychology of Aging* 2011; 26(4), 830–43.
Wagner, L. M., Capezuti, E., Brush, B. L., Clevenger, C., Boltz, M., Renz, S., «Contractures in Frail Nursing Home Residents», in: *Geriatric Nursing* 2008; 29, 259–66.

3 Im Krankenhaus

Allen, C., Glasziou, P., Del Mar, C., «Bed rest: a potentially harmful treatment needing more careful evaluation», in: *The Lancet* 1999; 354, 1229–33.
Asher, R. A. J., «Dangers of going to bed», in: *British Medical Journal* 1947; 13; 2(4536): 967–68.
Bergouignan, A., Rudwill, F., Simon, C., Blanc, S., « Physical inactivity as the culprit of metabolic inflexibility: evidence from bed-rest studies», in: *Journal of Applied Physiology* 2011; 111, 1201–10.
Birchall, R., Waters, K. R., «What do elderly people do in hospital?», in: *Journal of Clinical Nursing* 1996; 5, 171–6.
Brown, C. J., Friedkin, R. J., Inouye, S. K., «Prevalence and outcomes of low mobility in hospitalized older patients», in: *Journal of the American Geriatric Society* 2004; 52, 1263–70.
Brown, C. J., Redden, D. T., Flood, K. L., Allman, R. M., «The under-

recognized epidemic of low mobility during hospitalization of older adults», in: *Journal of the American Geriatric Society* 2009; 57, 1660–5.

Clissett, P., «The effect of recreational activities on older people's rehabilitation», in: *Nursing Standard* 2001; 15(50), 39–42.

Corcoran, P. J., «Use it or lose it – The hazards of bed rest and immobility», in: *The Western Journal of Medicine* 1991; 154, 536–8.

Creditor, M. C., «Hazards of hospitalization of the elderly», in: *Annals of Internal medicine* 1993; 118, 219–23.

Despond, O., Buchser, E., Sprunger, A. L., Sloutkis, D., «Influence of patient's dressing on spontaneous physical activity and length of hospital stay in surgical patients», in: *Sozial- und Präventivmedizin* 1999; 44(1), 8–13.

Ehrlich, F., Poulos, R. G., Poulos, C. J., Burraston, B., Lord, S., Salgado, R., «Bed rest in a Sydney teaching hospital», in: *Archives of Gerontology and Geriatrics* suppl. 1994; 4, 39–44.

Fox, M. T., Sidani, S., Brooks, D., «Differences in sleep complaints in adults with varying levels of bed days residing in extended care facilities for chronic disease management», in: *Clinical Nursing Research* 2010; 19, 181–202.

Gillis, A., MacDonald, B., «Prevention Deconditioning in the hospitalized elderly», in: *Canadian Nurse* 2005; 101, 16–20.

Graf, C. «Functional decline in hospitalized older adults», in: *American Journal of Nursing* 2006; 106, 58–67.

Greenleaf, J. E., Kozlowski, S., «Physiological consequences of reduced physical activity during bed rest», in: *Exercise and Sport Sciences Reviews* 1982; 10, 84–119.

Haapanen-Niemi, N., Mülunpalo, S., Vuori, I., Pasanen, M., Oja, P., «The impact of smoking, alcohol consumption, and physical activity on use of hospital services», in: *American Journal of Public Health* 1999; 89, 691–8.

Holmberg, S. K., «A walking program for wanderers: volunteer training and development of an evening walker's group», in: *Geriatric Nursing* 1997; 18, 160–5.

Hoogerduijn, J. G., Schuurmans, M. J., Duijnstee, M. S., de Rooij, S. E., Grypdonck, M. F., «A systematic review of predictors and screening instruments to identify older hospitalized patients at risk for functional decline», in: *Journal of Clinical Nursing* 2007; 16(1), 46–57.

King, B. D., «Functional decline in hospitalized elders», in: *Medical-surgical Nurses* 2006; 15, 265–71.

Lindgren, M., Unosson, M., Fredrikson, M., Ek, A.-C., «Immobility – a major risk factor for development of pressure ulcers among adult hospitalized patients: a prospective study», in: *Scandinavian Journal of Caring Sciences* 2004; 18, 57–64.

Lipnicki, D.M., Gunga, H.-C., «Physical inactivity and cognitive functioning: results from bed rest studies», in: *European Journal of Applied Physiology* 2009; 105, 27–35.

Manias, E., Botti, M., Bucknall, T., «Patients' decision-making strategies for managing postoperative pain», in: *The Journal of Pain* 2006; 7, 428–37.

Nemiah, J., *Foundations of Psychopathology.* New York, 1973.

Nolan, J., Thomas, S., «Targeted individual exercise programmes for older medical patients are feasible, and may change hospital and patient outcomes: a service improvement project», in: *BMC Health Services Research* 2008; 8, 250.

Perhonen, M. A., Franco, F., Lane, L. D., Buckey, J. C., Blomqvist, C. G., Zerwekh, J. E., Peshock, R. M., Weatherall, P. T., Levine, B. D., «Cardiac atrophy after bed rest and spaceflight», in: *Journal of Applied Physiology* 2001; 91, 645–53.

Perkins, A. J., Clark, D. O., «Assessing the association of walking with health services use and costs among socioeconomically disadvantaged older adults», in: *Preventive Medicine* 2001; 32, 492–501.

Sager, M. A., Rudberg, M. A., Jalaluddin, M., Franke, T., Inouye, S. K., Landefeld, C. S., Siebens, H., Winograd, C. H., «Hospital admission risk profile (HARP): Identifying older patients at risk for functional decline flowing acute medical illness and hospitalization», in: *Journal of the American Geriatric Society* 1996; 44, 251–7.

Sari, N., «A short walk a day shortens the hospital stay: physical activity and the demand for hospital services for older adults», in: *Canadian Journal of Public Health* 2010; 101(5), 385–9.

Schofield, D. J., Earnest, A., «Demographic change and the future demand for public hospital care in Australia, 2005 to 2050», in: *Australian Health Review* 2006; 30(4), 507–15.

Silva, T. J. A., Jerussalmy, C. S., Farfel, J. M., Curiati, J. A. E., Jacob-Filho, W., «Predictors of in-hospital mortality among older patients», in: *Clinics* 2009; 64, 613–8.

Snyder, D. C., Mohle-Boetani, J. C., Chandler, A., Oliver, G., Livermore, T., Royce, S., «A population-based study determining the incidence of tuberculosis attributable to HIV infection», in: *Journal of Acquired Immune Deficiency Syndromes and Human Retro-virology* 1997; 16(3), 190–4.

Sprague, A. E., «The Evolution of Bed Rest as a Clinical Intervention», in: *Journal of Obstetric, Gynecologic, and Neonatal Nursing* 2004; 33, 542–9.

Volpato, S., Onder, G., Cavalieri, M., Guerra, G., Sioulis, F., Maraldi, C., Zuliani, G., Fellin, R., «Characteristics of nondisabled older patients developing new disability associated with medical illnesses and hospitalization», in: *Journal of General Internal Medicine* 2007; 22, 668–74.

Walsh, K. A., Bruza, J. M., «Hospitalization of the elderly», in: *Annals of Long-term Care* 2007; 15.

Zegelin, A., «‹Tied down›- the process of becoming bedridden through gradual local confinement», in: *Journal of Clinical Nursing* 2008; 17, 2294–301.

Zeldow, P. B., Braun, L., «Measuring regression in hospitalized medical patients: The BUMP scale», in: *General Hospital Psychiatry* 1985; 7, 49–53.

Zisberg, A., Shadmi, E., Sinoff, G., Gur-Yaish, N., Srulovici, E., Admi, H., «Low mobility during hospitalization and functional decline in older adults», in: *Journal of the American Geriatrics Society* 2011; 59, 266–73.

4 Aufregen erwünscht!

Batalla, A., Bhattacharyya, S., Yücel, M., Fusar-Poli, P., Crippa, J. A., Nogué, S., Torrens, M., Pujol, J., Farré, M., Martin-Santos, R., «Structural and functional imaging studies in chronic cannabis users: a systematic review of adolescent and adult findings», in: *PLoS One* 2013; 8(2):e55821.

Blakemore, S. J., «Teenage kicks: cannabis and the adolescent brain», in: *The Lancet* 2013; 381(9870), 888–9.

Welch, K. A., Carson, A., Lawrie, S. M., «Brain structure in adolescents and young adults with alcohol problems: systematic review of imaging studies», in: *Alcohol and Alcoholism* 2013; 48(4), 433–44.

5 Die Weisheit des Gehens

Ahmed, Q. A., Arabi, Y. M., Memish, Z. A., «Health risks at the Hajj», in: *The Lancet* 2006, 367(9515), 1008–15.

Bemelmans, R. H. H., Coll, B., Faber, D. R., Westerink, J., Blommaert, P. P., Spiering, W., Visseren, F. L. J., «Vascular and metabolic effects of 12 days intensive walking to Santiago de Compostela», in: *Atherosclerosis* 2010; 212, 621–7.

Buccino, G., Binkofski, F., Riggio, L., «The mirror neuron system and action recognition», in: *Brain and Language* 2004; 89, 370–6.

Cavada, C., Goldman-Rakic, P. S., «Posterior parietal cortex in rhesus monkey: II. Evidence for segregated corticocortical networks linking sensory and limbic areas with the frontal lobe», in: *The Journal of Comparative Neurology* 1989; 287(4), 422–45.

Chae, C. H., Lee, H. C., Jung, S. L., Kim, T. W., Kim, J. H., Kim, N. J., Kim, H. T., «Swimming exercise increases the level of nerve growth factor and stimulates neurogenesis in adult rat hippocampus», in: *Neuroscience* 2012; 212, 30–7.

Clower, D. M., West, R. A., Lynch, J. C., Strick, P. L., «The inferior parietal lobule is the target of output from the superior colliculus, hippocampus, and cerebellum», in: *The Journal of Neuroscience* 2001; 21(16), 6283–91.

Cristie, B. R., Eadie, B. D., Kannangara, T. S., Robillard, J. M., Shin, J., Titterness, A. K., «Exercising our brains: how physical activity impacts synaptic plasticity in the dentate gyrus», in: *Neuromolecular Medicine* 2008; 10(2), 47–58.

Ekstrand, J., Hellsten, J., Tingström, A., «Environmental enrichment, exercise and corticosterone affect endothelial cell proliferation in adult rat hippocampus and prefrontal cortex», in: *Neuroscience Letters* 2008; 442(3), 203–7.

Goodman, A., «Santiago de Compostela Primps for Pilgrims», in: *New York Times* (1923-current file) 1998; December 27.

Gould, E., Beylin, A., Tanapat, P., Reeves, A., Shors, T. J., «Learning enhances adult neurogenesis in the hippocampal formation», in: *Nature Neuroscience* 1999; 2(3), 260–5.

Grabow, S., «The Santiago De Compostela pilgrim routes: the development of European cultural heritage policy and practice from a critical perspective», in: *European Journal of Archaeology* 2010; 13, 89–116.

Hopkins, J. V., «Bicycle pilgrims», in: *New York Times* (1923-current file) 1999; July 18.

King, N., «A pilgrimage to Compostela», in: *Wall Street Journal* (1923-current file) 1986; April 15.

Lou, H. C., Nowak, M., Kjaer, T. W., «The mental self», in: *Progress in Brain Research* 2005; 150, 197–204.

Mabunda, M. M., Lu-Anne Swart, L., Seedat, M., «Magnitude and categories of pedestrian fatalities in South Africa», in: *Accident Analysis and Prevention* 2008; 40, 586–93.

Meeks, T. W., Jeste, D. V., «Neurobiology of wisdom: a literature overview», in: *Archives of General Psychiatry* 2009; 66(4), 355–65.

Morris, J. N., Hardman, A. E., «Walking to health», in: *Sports Medicine* 1997; 23, 306–32.

Ogilvie, D., Foster, C. E., Rothnie, H., Cavill, N., Hamilton, V., Fitzsimons, C. F., Mutrie, N.; Scottish Physical Activity Research Collaboration, «Interventions to promote walking: systematic review», in: *British Medical Journal* 2007; 334, 1204–7.

Ogilvie, D., Bull, F., Cooper, A., Rutter, H., Adams, E., Brand, C., Ghali, K., Jones, T., Mutrie, N., Powell, J., Preston, J., Sahlqvist, S., Song, Y.; iConnect Consortium, «Evaluating the travel, physical activity and carbon impacts of a ‹natural experiment› in the provision of new walking and cycling infrastructure: methods for the core module of the iConnect study», in: *British Medical Journal Open* 2012; 2, 1–13.

Ouchi, Y., Yoshikawa, E., Futatsubashi, M., Okada, H., Torizuka, T., Kaneko, M., «Activation in the premotor cortex during mental calculation in patients with Alzheimer's disease: relevance of reduction in posterior cingulate metabolism», in: *Neuroimage* 2004; 22(1), 155–63.

Packard, R., «On the road to Santiago: a journey along the ancient route to the city of Saint James in northwest Spain ...», in: *New York Times* (1923-current file) 1997; April 27.

Smith, B., «Pilgrimages and Spiritual Quests in Japan (review)», in: *The Journal of Japanese Studies* 2009; 35(1), 151–4.

Swaab, D. F., «Brain aging and Alzheimer's disease, ‹wear and tear› versus ‹use it or lose it›», in: *Neurobiology of Aging* 1991; 12(4), 317–24.

Villaveces, A., Nieto, L. A., Ortega, D., Ríos, J. F., Medina, J. J., Gutiérrez, M. I., Rodríguez, D., «Pedestrians' perceptions of walkability and safety in relation to the built environment in Cali, Colombia, 2009–10», in: *Injury Prevention* 2012; 18(5), 291–7.

Watson, J., «Walking pilgrimage as *Caritas Action* in the World», in: *Journal of Holistic Nursing* 2006; 24(4), 289–96.

Yusuf, H. R., Croft, J. B., Giles, W. H., Anda, R. F., Casper, M. L., Caspersen, C. J., Jones, D. A., «Leisuretime physical activity among older adults: United States, 1990», in: *Archives of Internal Med*icine 1996; 156, 1321–6.

6 Kondition und Kognition

Angevaren, M., Aufdemkampe, G., Verhaar, H. J., Aleman, A., Vanhees, L., «Physical activity and enhanced fitness to improve cognitive function in older people without known cognitive impairment», in: *Cochrane Database Systematic Reviews* 2008.

Booth, J. N., Tomporowski, P. D., Boyle, J. M. E., Ness, A. R., Joinson, C., Leary, S. D., Reilly, J. J., «Obesity impairs academic attainment in adolescence: findings from ALSPAC, a UK cohort», in: *International Journal of Obesity* 2014; 1–8.

Brown, S., Martinez, M. J., Parsons, L. M., «The neural basis of human dance», in: *Cerebral Cortex* 2006; 16, 1157–67.
Carlson, M. C., Saczynski, J. S., Rebok, G. W., Seeman, T., Glass, T. A., McGill, S., Tielsch, J., Frick, K. D., Hill, J., Fried, L. P., «Exploring the Effects of an ‹Everyday› Activity Program on Executive Function and Memory in Older Adults: Experience Corps», in: *The Gerontologist* 2008; 48, 793–801.
Carvalho, A., Rea, I. M., Parimon, T., Cusack, B. J., «Physical activity and cognitive function in individuals over 60 years of age: a systematic review», in: *Clinical Interventions in Aging* 2014; 9, 661–82.
Chaddock, L., Neider, M. B., Lutz, A., Hillman, C. A., Kramer, A. F., «Role of childhood aerobic fitness in successful street crossing», in: *Medicine & Science in Sports & Exercise* 2012; 44, 749–53.
Chae, C. H., Lee, H. C., Jung, S. L., Kim, T. W., Kim, J. H., Kim, N. J., Kim, H. T., «Swimming exercise increases the level of nerve growth factor and stimulates neurogenesis in adult rat hippocampus», in: *Neuroscience* 2012; 212, 30–7.
Chandrashekhar, Y., Anand, I. S., «Exercise as a coronary protective factor», in: *American Heart Journal* 1991; 122, 1723–39.
Chang, Y.-K., Ku, P. W., Tomporowski, P. D., Chen, F. T., Huang, C. C., «Effects of Acute Resistance Exercise on Late-Middle-Age Adults' Goal Planning», in: *Medicine and Science in Sports and Exercise* 2012; 44, 1773–9.
Chang, Y.-K., Tsai, Y. J., Chen, T. T., Hung, T. M., «The impacts of coordinative exercise on executive function in kindergarten children: an ERP study», in: *Experimental Brain Research* 2013; 225(2), 187–96.
Cristie, B. R., Eadie, B. D., Kannangara, T. S., Robillard, J. M., Shin, J., Titterness, A. K., «Exercising our brains: how physical activity impacts synaptic plasticity in the dentate gyrus», in: *Neuromolecular Medicine* 2008; 10(2), 47–58.
Curlik, D. M. 2nd, Shors, T. J., «Training your brain: Do mental and physical (MAP) training enhance cognition through the process of neurogenesis in the hippocampus? », in: *Neuropharmacology* 2013; 64, 506–14.
Davis, C. L., Tomporowski, P. D., Boyle, C. A., Waller, J. L., Miller, P. H., Naglieri, J. A., Gregoski, M., «Effects of aerobic exercise on overweight children's cognitive functioning: a randomized controlled trial», in: *Research Quarterly for Exercise and Sport* 2007; 78(5), 510–9.
Davis, C. L., Tomporowski, P. D., McDowell, J. E., Austin, B. P., Miller, P. H., Yanasak, N. E., Allison, J. D., Naglieri, J. A., «Exercise improves executive function and achievement and alters brain activation in

overweight children: a randomized, controlled trial», in: *Health Psychology* 2011; 30(1), 91–8.

Drollette, E. S., Scudder, M. R., Lauren, B., Raine, L. B., Moore, R. D., Saliba, B. J., Pontifex, M. B., Hillman, C. H., «Acute exercise facilitates brain function and cognition in children who need it most: An ERP study of individual differences in inhibitory control capacity», in: *Developmental Cognitive Neuroscience* 2014; 7, 53–64.

Duncan, M., Johnson, A., «The effect of differing intensities of acute cycling on preadolescent academic achievement», in: *European Journal of Sport Science* 2014; 14(3), 279–86.

Goodman, J. M., Thomas, S. G., Burr, J., «Evidence-based risk assessment and recommendations for exercise testing and physical activity clearance in apparently healthy individuals», in: *Applied Physiology, Nutrition, and Metabolism* 2011; 36 suppl. 1, S14–32.

Gould, E., Beylin, A., Tanapat, P., Reeves, A., Shors, T. J., «Learning enhances adult neurogenesis in the hippocampal formation», in: *Nature Neuroscience* 1999; 2(3), 260–5.

Hillman, C. H., Pontifex, M. B., Raine, L. B., Castelli, D. M., Hall, E. E., Kramer, A. F., «The effect of acute treadmill walking on cognitive control and academic achievement in preadolescent children», in: *Neuroscience* 2009; 159(3), 1044–54.

Kattenstroth, J.-C., Kolankowska, I., Kalisch, T., Dinse, H. R., «Superior sensory, motor, and cognitive performance in elderly individuals with multi-year dancing activities», in: *Frontiers in Aging Neuroscience* 2010; 2, 1–9.

Kempermann, G., Fabel, K., Ehninger, D., Babu, H., Leal-Galicia, P., Garthe, A., Wolf, S. A., «Why and how physical activity promotes experience-induced brain plasticity», in: *Frontiers in Neuroscience* 2010; 4, 1–9.

Kramer, A. F., Hahn, S., Cohen, N. J., Banich, M. T., McAuley, E., Harrison, C. R., Chason, J., Vakil, E., et. al, «Ageing, fitness and neurocognitive function», in: *Nature* 1999; 400(6743), 418–9.

Labelle, V., Bosquet, L., Mekary, S., Bherer, L., «Decline in executive control during acute bouts of exercise as a function of exercise intensity and fitness level», in: *Brain and Cognition* 2013; 81(1), 10–7.

Lees, C., Hopkins, J., «Effect of aerobic exercise on cognition, academic achievement, and psychosocial function in children: a systematic review of randomized control trials», in: *Preventing Chronic Disease* 2013; 10, E174.

Leosco, D., Parisi, V., Femminella, G. D., Formisano, R., Petraglia, L., Allocca, E., Bonaduce, D., «Effects of exercise training on cardiovascular adrenergic system», in: *Frontiers in Physiology* 2013; 4, 348.

Lista, I., Sorrentino, G., «Biological mechanisms of physical activity in preventing cognitive decline», in: *Cell Molecular Neurobiology* 2010; 30(4), 493–503.

Molteni, R., Barnard, R. J., Ying, Z., Roberts, C. K., Gomez-Pinilla, F., «A high-fat, refined sugar diet reduces hippocampal brain-derived neurotrophic factor, neuronal plasticity, and learning», in: *Neuroscience* 2002; 112, 803–14.

Mond, J. M., Stich, H., Hay, P. J., Kraemer, A., Baune, B. T., «Associations between obesity and developmental functioning in pre-school children: a population-based study», in: *International Journal of Obesity* 2007; 31(7), 1068–73.

Mustroph, M. L., Chen, S., Desai, S. C., Cay, E. B., DeYoung, E. K., Rhodes, J. S., «Aerobic exercise is the critical variable in an enriched environment that increases hippocampal neurogenesis and water maze learning in male C57BL/6J mice», in: *Neuroscience* 2012; 219, 62–71.

Nanda, J., Balde, J., Manjunatha, S., «The acute effects of a single bout of moderate-intensity aerobic exercise of cognitive functions in healthy adult males», in: *Journal of Clinical and Diagnostic Research* 2013; 7(9), 1883–5.

Park, D. C., Lodi-Smith, J., Drew, L., Haber, S., Hebrank, A., Bischof, G. N., Aamodt, W., «The impact of sustained engagement on cognitive function in older adults: the Synapse Project», in: *Psychological Science* 2014; 25(1), 103–12.

Perkins, A. J., Clark D. O., «Assessing the association of walking with health services use and costs among socioeconomically disadvantaged older adults», in: *Preventive Medicine* 2001; 32(6), 492–501.

Ploughman, M., Austin, M. W., Glynn, L., Corbett, D., «The Effects of Poststroke Aerobic Exercise on Neuroplasticity: A Systematic Review of Animal and Clinical Studies», in: *Translational Stroke Research* 2014.

Rosen, L. D., Carrier, L. M., Cheever, N. A., «Facebook and texting made me do it: media-induced task-switching while studying», in: *Computers in Human behavior* 2013; 29, 948–58.

Scherder, E., Scherder, R., Verburgh, L., Königs, M., Blom, M., Kramer, A. F., Eggermont, L., «Executive Functions of Sedentary Elderly May Benefit from Walking: A Systematic Review and Meta-Analysis», in: *American Journal of Geriatric Psychiatry* 2013; S1064–7481(12), 00136–4.

Shaw, K., Gennat, H., O'Rourke, P., Del Mar, C., «Exercise for overweight or obesity», in: *Cochrane Database Systematic Reviews* 2006; 4, CD003817.

Siegel, P. Z., Brackbill, R. M., Heath, G. W., «The epidemiology of walking for exercise: implications for promoting activity among sedentary groups», in: *American Journal of Public Health* 1995; 85(5), 706–10.

Singh, A., Uijtdewilligen, L., Twisk, J. W., van Mechelen, W., Chinapaw, M. J., «Physical activity and performance at school: a systematic review of the literature including a methodological quality assessment», in: *Archives of Pediatrics & Adolescent Medicine* 2012; 166(1), 49–55.

Swaab, D. F., «Brain aging and Alzheimer's disease, ‹wear and tear› versus ‹use it or lose it›», in: *Neurobiology of Aging* 1991; 12(4), 317–24.

Verburgh, L., Königs, M., Scherder, E. J., Oosterlaan, J., «Physical exercise and executive functions in preadolescent children, adolescents and young adults: a meta-analysis», in: *British Journal of Sports Medicine* 2014; 48(12), 973–9.

Veríssimo, M. T., Aragão, A., Sousa, A., Barbosa, B., Ribeiro, H., Costa, D., Saldanha, M. H., «Effect of physical exercise on lipid metabolism in the elderly», in: *Revista Portuguesa de Cardiologia* 2002; 21(10), 1099–112.

Vigorito, C., Giallauria, F. «Effects of exercise on cardiovascular performance in the elderly», in: *Frontiers in Physiology* 2014; 5, 51.

Windle, G., Hughes, D., Linck, P., Russell, I., Woods, B. «Is exercise effective in promoting mental well-being in older age? A systematic review», in: *Aging & Mental Health* 2010; 14(6), 652–69.

Xie, H., Wu, Y., Jia, J., Liu, G., Zhang, Q., Yu, K., Guo, Z., Shen, L., Hu, R., «Enrichment-induced exercise to quantify the effect of different housing conditions: a tool to standardize enriched environment protocols», in: *Behavioural Brain Research* 2013; 249, 81–9.

Yuen, E. Y., Wei, J., Liu, W., Zhong, P., Li, X., Yan, Z., «Repeated stress causes cognitive impairment by suppressing glutamate receptor expression and function in prefrontal cortex», in: *Neuron* 2012; 73(5), 962–77.

7 Die Heilkraft der Bewegung

Aarsland, D., Sardahaee, F. S., Anderssen, S., Ballard, C.; Alzheimer's Society Systematic Review Group, «Is physical activity a potential preventive factor for vascular dementia? A systematic review», in: *Aging & Mental Health* 2010; 14(4), 386–95.

Alsuwaidan, M. T., Kucyi, A., Law, C. W., McIntyre, R. S., «Exercise and bipolar disorder: a review of neurobiological mediators», in: *Neuromolecular Medicine* 2009; 11(4), 328–36.

Anderson-Hanley, C., Tureck, K., Schneiderman, R. L., «Autism and exergaming: effects on repetitive behaviors and cognition», in: *Psychology Research and Behavior Management* 2011; 4, 129–37.

Andrade, de L. P., Gobbi, L. T., Coelho, F. G., Christofoletti, G., Costa, J. L., Stella, F., «Benefits of multimodal exercise intervention for postural control and frontal cognitive functions in individuals with Alzheimer's disease: a controlled trial», in: *Journal of the American Geriatric Society* 2013; 61(11), 1919–26.

Barbour, K. A., Edenfield, T. M., Blumenthal, J. A., «Exercise as a treatment for depression and other psychiatric disorders: a review», in: *Journal of Cardiopulmonary Rehabilitation and Prevention* 2007; 27(6), 359–67.

Briken, S., Gold, S. M., Patra, S., Vettorazzi, E., Harbs, D., Tallner, A., Ketels, G., Schulz, K. H., Heesen, C., «Effects of exercise on fitness and cognition in progressive MS: a randomized, controlled pilot trial», in: *Multiple Sclerosis* 2014; 20(3), 382–90.

Chang, Y. K., Hung, C. L., Huang, C. J., Hatfield, B. D., Hung, T. M., «Effects of an aquatic exercise program on inhibitory control in children with ADHD: a preliminary study», in: *Archives of Clinical Neuropsychology* 2014; 29(3), 217–23.

Cimolin, V., Galli, M., Grugni, G., Vismara, L., Precilios, H., Albertini, G., Rigoldi, C., Capodaglio, P., «Postural strategies in Prader-Willi and Down syndrome patients», in: *Research in Developmental Disabilities* 2011; 32(2), 669–73.

Craft, D. H., «Effect of prior exercise on cognition performance tasks by hyperactive and normal young boys», in: *Perceptual and Motor Skills* 1983; 56, 979.

Cruise, K. E., Bucks, R. S., Loftus, A. M., Newton, R. U., Pegoraro, R., Thomas, M. G., «Exercise and Parkinson's: benefits for cognition and quality of life», in: *Acta Neurologica Scandinavica* 2011; 123(1), 13–9.

Cumming, T. B., Tyedin, K., Churilov, L., Morris, M. E., Bernhardt, J., «The effect of physical activity on cognitive function after stroke: a systematic review», in: *International Psychogeriatrics* 2012; 24(4), 557–67.

Dixon-Ibarra, A., Lee, M., Dugala, A., «Physical activity and sedentary behavior in older adults with intellectual disabilities: a comparative study», in: *Adapted Physical Activity Quarterly* 2013; 30(1), 1–19.

Eggermont, L. H., Swaab, D. F., Hol, E. M., Scherder, E. J., «Walking the line: a randomised trial on the effects of a short term walking programme on cognition in dementia», in: *Journal of Neurology, Neurosurgery, and Psychiatry* 2009a; 80(7), 802–4.

Eggermont, L. H., Swaab, D. F., Hol, E. M., Scherder, E. J., «Observation of hand movements by older persons with dementia: effects on cognition: a pilot study», in: *Dementia and Geriatric Cognitive Disorders* 2009b; 27(4), 366–74.

Esposito, P. E., MacDonald, M., Hornyak, J. E., Ulrich, D. A., «Physical activity patterns of youth with Down syndrome», in: *Intellectual and Developmental Disabilities* 2012; 50(2), 109–19.

Flohr, J. A., Saunders, M. J., Evans, S. W., Raggi, V., «Effects of physical activity on academic performance and behavior in children with ADHD», in: *American College of Sports Medicine* 2004; 36, S145–6.

Forbes, D., Thiessen, E. J., Blake, C. M., Forbes, S. C., Forbes, S., «Exercise programs for people with dementia», in: *Cochrane Database of Systematic Reviews* 2013; 12, CD006489.

Gates, N., Fiataron Singh, M. A., Sachdev, P. S., Valenzuela, M., «The effect of exercise training on cognitive function in older adults with mild cognitive impairment: a meta-analysis of randomized controlled trials», in: *American Journal of Geriatric Psychiatry* 2013; 21(11), 1086–97.

Goldshtrom, Y., Korman, D., Goldshtrom, I., Bendavid, J., «The effect of rhythmic exercises on cognition and behaviour of maltreated children: a pilot study», in: *Journal of Bodywork and Movement Therapies* 2011; 15(3), 326–34.

Grassmann, V., Alves, M. V., Santos-Galduróz, R. F., Galduróz, J. C., «Possible Cognitive Benefits of Acute Physical Exercise in Children With ADHD: A Systematic Review», in: *Journal of Attention Disorders* 2014.

Grealy, M. A., Johnson, D. A., Rushton, S. K., «Improving cognitive function after brain injury: the use of exercise and virtual reality», in: *Archives of Physical Medicine and Rehabilitation 1999*; 80(6), 661–7.

Hindle, J. V., Petrelli, A., Clare, L., Kalbe, E., «Nonpharmacological enhancement of cognitive function in Parkinson's disease: a systematic review», in: *Movement Disorders* 2013; 28(8), 1034–49.

Knöchel, C., Oertel-Knöchel, V., O'Dwyer, L., Prvulovic, D., Alves, G., Kollmann, B., Hampel, H., «Cognitive and behavioural effects of physical exercise in psychiatric patients», in: *Progress in Neurobiology* 2012; 96(1), 46–68.

Kubesch, S., Bretschneider, V., Freudenmann, R., Weidenhammer, N., Lehmann, M., Spitzer, M., Grön, G., «Aerobic endurance exercise improves executive functions in depressed patients.», in: *The Journal of Clinical Psychiatry* 2003; 64(9), 1005–12.

Lam, L. C., Chau, R. C., Wong, B. M., Fung, A. W., Lui, V. W., Tam, C. C., Leung, G. T., Kwok, T. C., Chiu, H. F., Ng, S., Chan, W. M., «Interim follow-up of a randomized controlled trial comparing Chinese style mind body (Tai Chi) and stretching exercises on cognitive function in subjects at risk of progressive cognitive decline», in: *International Journal of Geriatric Psychiatry* 2011; 26(7), 733–40.

Lautenschlager, N. T., Cox, K. L., Flicker, L., Foster, J. K., van Bockxmeer, F. M., Xiao, J., Greenop, K. R., Almeida, O. P., «Effect of physical activity on cognitive function in older adults at risk for Alzheimer's disease: a randomized trial», in: *Journal of the American Medical Association (JAMA)* 2008; 300(9), 1027–37.

Lavretsky, H., Alstein, L. L., Olmstead, R. E., Ercoli, L. M., Riparetti-Brown, M., Cyr, N. S., Irwin, M. R., «Complementary use of tai chi augments escitalopram treatment of geriatric depression: a randomized controlled trial», in: *American Journal of Geriatric Psychiatry* 2011; 19(10), 839–50.

Law, L. L., Barnett, F., Yau, M. K., Gray, M. A., «Effects of combined cognitive and exercise interventions on cognition in older adults with and without cognitive impairment: A systematic review», in: *Aging Research Reviews* 2014; 15C, 61–75.

Littbrand, H., Stenvall, M., Rosendahl, E., «Applicability and effects of physical exercise on physical and cognitive functions and activities of daily living among people with dementia: a systematic review», in: *American Journal of Physical Medicine & Rehabilitation* 2011; 90(6), 495–518.

Marzolini, S., Oh, P., McIlroy, W., Brooks, D., «The effects of an aerobic and resistance exercise training program on cognition following stroke», in: *Neurorehabilitation and Neural Repair* 2013; 27(5), 392–402.

McKee, K. E., Hackney, M. E., «The effects of adapted tango on spatial cognition and disease severity in Parkinson's disease», in: *Journal of Motor Behavior* 2013; 45(6), 519–29.

McMillan, T., Robertson, I. H, Brock, D., Chorlton, L., «Brief mindfulness training for attentional problems after traumatic brain injury: a randomized control treatment trial», in: *Neuropsychological Rehabilitation* 2002; 12(2), 117–25.

Michaeli, O., Kassis, I., Shachor-Meyouhas, Y., Shahar, E., Ravid, S., «Long-term motor and cognitive outcome of acute encephalitis», in: *Pediatrics* 2014; 133(3), e546–52.

Miller, L. A., Spitznagel, M. B., Busko, S., Potter, V., Juvancic-Heltzel, J., Istenes, N., Glickman, E., Gunstad, J., «Structured exercise does not stabilize cognitive function in individuals with mild cognitive impairment residing in a structured living facility», in: *The International Journal of Neuroscience* 2011; 121(4), 218–23.

Naismith, S. L., Mowszowski, L., Diamond, K., Lewis, S. J., «Improving memory in Parkinson's disease: a healthy brain ageing cognitive training program», in: *Movement Disorders* 2013; 28(8), 1097–103.

Nocera, J. R., Altmann, L. J., Sapienza, C., Okun, M. S., Hass, C. J., «Can exercise improve language and cognition in Parkinson's disease? A case report», in: *Neurocase* 2010; 16(4), 301–6.

Oken, B. S., Kishiyama, S., Zajdel, D., Bourdette, D., Carlsen, J., Haas, M., Hugos, C., Kraemer, D. F., Lawrence, J., Mass, M., «Randomized controlled trial of yoga and exercise in multiple sclerosis», in: *Neurology* 2004; 62(11), 2058–64.

Pastula, R. M., Stopka, C. B., Delisle, A. T., Hass, C. J., «Effect of moderate-intensity exercise training on the cognitive function of young adults with intellectual disabilities», in: *Journal of Strength and Conditioning Research* 2012; 26(12), 3441–8.

Perry, B. D., «Childhood experience and the expression of genetic potential: what childhood neglect tells us about nature and nurture», in: *Brain and Mind* 2002; 3, 79–100.

Phillips, A. C., Holland, A. J., «Assessment of objectively measured physical activity levels in individuals with intellectual disabilities with and without Down's syndrome», in: *PLoS One* 2011; 6(12), e28618.

Reed, L. J., Lasserson, D., Marsden, P., Stanhope, N., Stevens, T., Bello, F., Kingsley, D., Colchester, A., Kopelman, M. D., «FDG-PET findings in the Wernicke-Korsakoff syndrome», in: *Cortex* 2003; 39(4–5), 1027–45.

Rodgers, S. P., Trevino, M., Zawaski, J. A., Gaber, M. W., Leasure J. L., «Neurogenesis, exercise, and cognitive late effects of pediatric radiotherapy», in: *Neural Plasticity* 2013; 2013, 698528.

Romberg, A., Virtanen, A., Ruutiainen, J., «Long-term exercise improves functional impairment but not quality of life in multiple sclerosis», in: *Journal of Neurology* 2005; 252(7), 839–45.

Scherder, E. J., van Paasschen, J., Deijen, J. B., van der Knokke, S., Orlebeke, J. F., Burgers, I., Devriese, P. P., Swaab, D. F., Sergeant, J. A., «Physical activity and executive functions in the elderly with mild cognitive impairment», in: *Aging & Mental Health* 2005; 9(3), 272–80.

Scherder, E., Scherder, R., Verburgh, L., Königs, M., Blom, M., Kramer, A. F., Eggermont, L., «Executive Functions of Sedentary Elderly May Benefit from Walking: A Systematic Review and Meta-Analysis», in: *American Journal of Geriatric Psychiatry* 2013; S1064–7481, (12), 00136–4.

Smith, J. C., Nielson, K. A., Antuono, P., Lyons, J. A., Hanson, R. J., Butts, A. M., Hantke, N. C., Verber, M. D., «Semantic memory functional MRI and cognitive function after exercise intervention in mild cognitive impairment», in: Journal of Alzheimer's Disease 2013; 37(1), 197–215.

Suzuki, T., Shimada, H., Makizako, H., Doi, T., Yoshida, D., Ito, K., Shimokata, H., Washimi, Y., Endo, H., Kato, T., «A randomized controlled trial of multicomponent exercise in older adults with mild cognitive impairment», in: *PLoS One* 2013; 8(4), e61483.

Swank, C., Thompson, M., Medley, A., «Aerobic exercise in people with multiple sclerosis: its feasibility and secondary benefits», in: *International Journal of MS Care* 2013; 15(3), 138–45.

Tabak, R., Aquije, G., Fisher, B. E., «Aerobic exercise to improve executive function in Parkinson disease: a case series», in: *Journal of Neurologic Physical Therapy* 2013; 37(2), 58–64.

Tomporowski, P. D., Ellis, N. R., «The effects of exercise on the health, intelligence, and adaptive behavior of institutionalized severely and profoundly mentally retarded adults: a systematic replication», in: *Applied Research in Mental Retardation* 1985; 6(4), 465–73.

Tsai, C.-L., «The effectiveness of exercise intervention on inhibitory control in children with developmental coordination disorder: Using a visuospatial attention paradigm as a model», in: *Research in Developmental Disabilities* 2009; 30, 1268–80.

Uffelen, van J. G., Chinapaw, M. J., van Mechelen, W., Hopman-Rock, M., «Walking or vitamin B for cognition in older adults with mild cognitive impairment? A randomised controlled trial», in: *British Journal of Sports Medicine* 2008; 42(5), 344–51.

Vasques, P. E., Moraes, H., Silveira, H., Deslandes, A. C., Laks, J., «Acute exercise improves cognition in the depressed elderly: the effect of dual-tasks», in: *Clinics* (São Paulo) 2011; 66(9), 1553–7.

Venturelli, M., Scarsini, R., Schena, F., «Six-month walking program changes cognitive and ADL performance in patients with Alzheimer», in: *American Journal of Alzheimer's disease and other Dementias* 2011; 26(5), 381–8.

Verdelho, A., Madureira, S., Ferro, J. M., Baezner, H., Blahak, C., Poggesi, A., Hennerici, M., Pantoni, L., Fazekas, F., Scheltens, P., Waldemar, G., Wallin, A., Erkinjuntti, T., Inzitari, D.; LADIS Study, «Physical activity prevents progression for cognitive impairment and vascular dementia: results from the LADIS (Leukoaraiosis and Disability) study», in: *Stroke* 2012; 43(12), 3331–5.

Verret, C., Guay, M. C., Berthiaume, C., Gardiner, P., Béliveau, L., «A physical activity program improves behavior and cognitive functions in children with ADHD: an exploratory study», in: *Journal of Attention Disorders* 2012; 16(1), 71–80.

Vicari, S., «Motor development and neuropsychological patterns in persons with Down syndrome», in: *Behavior Genetics* 2006; 36(3), 355–64.

Vogt, T., Schneider, S., Anneken, V., Strüder, H. K., «Moderate cycling exercise enhances neuro-cognitive processing in adolescents with intellectual and developmental disabilities», in: *Research in Developmental Disabilities* 2013; 34(9), 2708–16.

Yu, F., Nelson, N. W., Savik, K., Wyman, J. F., Dysken, M., Bronas, U. G., «Affecting cognition and quality of life via aerobic exercise in Alzheimer's disease», in: *Western Journal of Nursing Research* 2013; 35(1), 24–38.

8 Kauen ist auch Bewegung!

Belarbi, K., Schindowski, K., Burnouf, S., Caillierez, R., Grosjean, M. E., Demeyer, D., Hamdane, M., Sergeant, N., Blum, D., Buée, L., «Early Tau pathology involving the septo-hippocampal pathway in a Tau transgenic model: relevance to Alzheimer's disease», in: *Current Alzheimer Research* 2009; 6(2), 152–7.

Darki, F., Klingberg, T., «The Role of fronto-parietal and fronto-striatal networks in the development of working memory: A Longitudinal Study», in: *Cerebral Cortex* 2014.

Hasegawa, Y., Ono, T., Hori, K., Nokubi, T., «Influence of human jaw movement on cerebral blood flow», in: *Journal of Dental Research* 2007; 86(1), 64–8.

Hirano, Y., Obata, T., Takahashi, H., Tachibana, A., Kuroiwa, D., Takahashi, T., Ikehira, H., Onozuka M., «Effects of chewing on cognitive processing speed», in: *Brain and Cognition* 2013; 81(3), 376–81.

Kamiya, K., Fumoto, M., Kikuchi, H., Sekiyama, T., Mohri-Lkuzawa, Y., Umino, M., Arita, H., «Prolonged gum chewing evokes activation of the ventral part of prefrontal cortex and suppression of nociceptive responses: involvement of the serotonergic system», in: *Journal of Medical and Dental Sciences* 2010; 57(1), 35–43.

Kato, T., Usami, T., Noda, Y., Hasegawa, M., Ueda, M., Nabeshima, T., «The effect of the loss of molar teeth on spatial memory and acetylcholine release from the parietal cortex in aged rats», in: *Behavioural Brain Research* 1997; 83(1–2), 239–42.

Kawanishi, K., Koshino, H., Toyoshita, Y., Tanaka, M., Hirai, T., «Effect of masticationon functional recoveries after permanent middle cerebral artery occlusion in rats», in: *Journal of Stroke and Cerebrovascular Diseases* 2010; 19(5), 398–403.

Lewkowski, M. D., Barr, R. G., Sherrard, A., Lessard, J., Harris, A. R., Young S. N., «Effects of chewing gum on responses to routine painful procedures in children», in: *Physiology & Behavior* 2003; 79(2), 257–65.

Lexomboom, D., Trulsson, M., Wårdh, I., Parker, M. G., «Chewing ability and tooth loss: association with cognitive impairment in an elderly population study», in: *Journal of the American Geriatric Society* 2012; 60(10), 1951–6.

Loo, K. W., Gan, S. H., «Burden of stroke in Cambodia», in: International *Journal of Stroke* 2013; 8(6), 475–8.

Markett, S., Reuter, M., Montag, C., Voigt, G., Lachmann, B., Rudorf, S., Elger, C. E., Weber, B., «Assessing the function of the fronto-parietal attention network: insights from resting-state fMRI and the attentional network test», in: *Human Brain Mapping* 2014; 35(4), 1700–9.

Miles, C., Johnson, A. J., «Chewing gum and context-dependent memory effects: a re-examination», in: *Appetite* 2007; 48(2), 154–8.

Narita, N., Kamiya, K., Yamamura, K., Kawasaki, S., Matsumoto, T., Tanaka, N., «Chewing-related prefrontal cortex activation while wearing partial denture prosthesis: pilot study», in: *Journal of Prosthodontic Research* 2009; 53(3), 126–35.

Ogawa, A., Morimoto, T., Hu, J. W., Tsuboi, Y., Tashiro, A., Noguchi, K., Nakagawa, H., Iwata, K., «Hard-food mastication suppresses complete Freund's adjuvant-induced nociception», in: *Neuroscience* 2003; 120(4), 1081–92.

Okihara, H., Ito, J., Kokai, S., Ishida, T., Hiranuma, M., Kato, C., Yabushita, T., Ishida, K., Ono, T., Michikawa, M., «Liquid diet induces memory impairment accompanied by a decreased number of hippocampal neurons in mice», in: *Journal of Neuroscience Research* 2014; 92(8), 1010–7.

Onyper, S. V., Carr, T. L., Farrar, J. S., Floyd, B. R., «Cognitive advantages of chewing gum. Now you see them, now you don't», in: *Appetite* 2011; 57(2), 321–8.

Petrowski, K., Wintermann, G. B., Joraschky, P., Päßler, S., «Chewing after stress: Psychosocial stress influences chewing frequency, chewing efficacy, and appetite», in: *Psychoneuroendocrinology* 2014; 48C, 64–76.

Quintero, A., Ichesco, E., Schutt, R., Myers, C., Peltier, S., Gerstner, G. E., «Functional connectivity of human chewing: an fMRI study», in: *Journal of Dental Research* 2013; 92(3), 272–8.

Savikko, N., Saarela, R. K., Soini, H., Muurinen, S., Suominen, M. H., Pitkälä, K. H., «Chewing ability and dementia», in: *Journal of the American Geriatric Society* 2013; 61(5), 849–51.

Scherder, E., Posthuma, W., Bakker, T., Vuijk, P. J., Lobbezoo, F., «Functional status of masticatory system, executive function and episodic memory in older persons», in: *Journal of Oral Rehabilitation* 2008; 35(5), 324–36.

Singh, R. B., Singh, S., Chattopadhya, P., Singh, K., Singhz, V., Kulshrestha, S. K., Tomar, R. S., Kumar, R., Singh, G., Mechirova, V., Pella, D., «Tobacco consumption in relation to causes of death in an urban population of north India», in: *International Journal of Chronic Obstructive Pulmonary Disease* 2007; 2(2), 177–85.

Taguchi, A., Miki, M., Muto, A., Kubokawa, K., Migita, K., Higashi, Y., Yoshinari, N., «Association between oral health and the risk of lacunar infarction in Japanese adults», in: *Gerontology* 2013; 59(6), 499–506.

Takada, T., Miyamoto, T., «A fronto-parietal network for chewing of gum: a study on human subjects with functional magnetic resonance imaging», in: *Neuroscience Letters* 2004; 360(3), 137–40.

Takahasi, T., Miyamoto, T., Terao, A., Yokoyama, A., «Cerebral activation related to the control of mastication during changes in food hardness», in: *Neuroscience* 2007; 145(3), 791–4.

Tasaka, A., Tahara, Y., Sugiyama, T., Sakurai, K., «Influence of chewing rate on salivary stress hormone levels», in: *Nihon Hotetsu Shika Gakkai Zasshi* 2008; 52(4), 482–7.

Teixeira, F. B., Pereira Fernandes, L. de M., Noronha, P. A., dos Santos, M. A., Gomes-Leal, W., Ferraz, Maia C. do S., Lima, R. R., «Masticatory deficiency as a risk factor for cognitive dysfunction», in: *International Journal of Medical Sciences* 2014; 11(2), 209–14.

Tucha, L., Simpson, W., Evans, L., Birrel, L., Sontag, T. A., Lange, K. W., Tucha, O., «Detrimental effects of gum chewing on vigilance in children with attention deficit hyperactivity disorder», in: *Appetite* 2010; 55(3), 679–84.

Tucha, L., Simpson, W., «The role of time on task performance in modifying the effects of gum chewing on attention», in: *Appetite* 2011; 56(2), 299–301.

Weijenberg, R. A., Scherder, E. J., Lobbezoo, F., «Mastication for the mind – the relationship between mastication and cognition in ageing and dementia», in: *Neuroscience & Biobehavioral Reviews* 2011; 35(3), 483–97.

Yamamoto, T., Hirayama, A., «Effects of soft-diet feeding on synaptic density in the hippocampus and parietal cortex of senescence-accelerated mice», in: *Brain Research* 2001; 902(2), 255–63.

Yu, H., Chen, X., Liu, J., Zhou, X., «Gum chewing inhibits the sensory processing and the propagation of stress-related information in a brain network», in: *PLoS One* 2013; 8(4), e57111.

Bildnachweis

Abb. 1: Nach *The Lancet*, Vol. 380, Chi Pang Wen, Xifeng Wu, «Stressing Harms of Physical Inactivity to Promote Exercise» 192–193, © 2012, mit freundlicher Genehmigung von Elsevier.

Abb. 2: Nach *International Journal of Behavioral Nutrition and Physical Activity*, Vol. 10, Jason A. Bennie et al., «The Prevalence and Correlates of Sitting in European Adults – A Comparison of 32 Eurobarometer-Participating Countries», 1–13, © 2013 Bennie et al.; licensee BioMed Central Ltd., Creative Commons Attribution License (http://creativecommons.org/licenses/by/2.0).

Abb. 3: Nach *Neuropsychologia*, Vol. 47, Yaakov Stern, «Cognitive Reserve», 2015–2028, © 2009, mit freundlicher Genehmigung von Elsevier.

Abb. 4, 8, 9, 11, 15, 20, 22: © Erik Scherder.

Abb. 12: Nach *Developmental Cognitive Neuroscience*, Vol. 7, Eric S. Drollette et al., «Acute Exercise Facilitates Brain Function and Cognition in Children Who Need it Most: An ERP Study of Individual Differences in Inhibitory Control Capacity», 53–64, © 2014, mit freundlicher Genehmigung von Elsevier.

Abb. 13 und 14: Nach *Computers in Human Behavior*, Vol. 29, Larry D. Rosen et al., «Facebook and Texting Made Me Do it: Media-Induced Task-Switching While Studying», 948–958, © 2013, mit freundlicher Genehmigung von Elsevier.

Abb. 16: Nach *Neuropharmacology*, Vol. 64, D. M. Curlik 2nd, T. J. Shors, «Training Your Brain: Do Mental and Physical (MAP) Training Enhance Cognition Through the Process of Neurogenesis in the Hippocampus?», 506–514, © 2013, mit freundlicher Genehmigung von Elsevier.

Abb. 17: Nach *Brain and Mind*, Vol. 3, Bruce D. Perry, «Childhood Experience and the Expression of Genetic Potential: What Childhood Neglect Tells Us About Nature and Nurture», 79–100, Fig. 1 «Abnormal brain development following sensory neglect in early childhood»,

© 2002 Kluwer Academic Publishers, mit freundlicher Genehmigung von Springer Science and Business Media.

Abb. 18: Nach *Behavioural Brain Research*, Vol. 133, Minoru Onozuka et al., «Changes in the Septohippocampal Cholinergic System Following Removal of Molar Teeth in the Aged SAMP8 Mouse», 197–204, © 2002, mit freundlicher Genehmigung von Elsevier.

Abb. 19: Nach *Current Neurology and Neuroscience Reports*, Vol. 13, James M. Noble et al., «Poor Oral Health as a Chronic, Potentially Modifiable Dementia Risk Factor: Review of the Literature», 1–8, Figure 1 «Proposed pathway associating poor oral health with cognitive impairment», © 2013 Springer Science and Business Media New York, mit freundlicher Genehmigung von Springer Science and Business Media.

Abb. 21: Nach *Journal of Medical and Dental Science*, Vol. 57, Kiyoshi Kamiya et al., «Prolonged Gum Chewing Evokes Activation of the Ventral Part of Prefrontal Cortex and Suppression of Nociceptive Responses: Involvement of the Serotonergic System», 35–43.

Aus dem Verlagsprogramm

Psychologie und Medizin bei C.H.Beck

André Aleman
Wenn das Gehirn älter wird
Was uns ängstigt. Was wir wissen. Was wir tun können
Aus dem Niederländischen von Bärbel Jänicke und
Marlene Müller-Haas
2016. 240 Seiten mit 20 Abbildungen. Paperback

Gian Domenico Borasio
Über das Sterben
Was wir wissen. Was wir tun können.
Wie wir uns darauf einstellen
11. Auflage. 2012. 208 Seiten mit 11 Abbildungen und 5 Tabellen.
Gebunden

Gian Domenico Borasio
selbst bestimmt sterben
Was es bedeutet. Was uns daran hindert.
Wie wir es erreichen können
2014. 204 Seiten mit 6 Abbildungen und 2 Tabellen. Gebunden

Robin Haring
Der überforderte Patient
Gesund bleiben im Zeitalter der Hightech-Medizin
2014. 203 Seiten mit 19 Abbildungen. Paperback

Jan Kalbitzer
Digitale Paranoia
Online bleiben, ohne den Verstand zu verlieren
Mit 12 Illustrationen von Katharina Grossmann-Hensel
2016. 208 Seiten. Paperback

Hans-Joachim Maaz
Die narzisstische Gesellschaft
Ein Psychogramm
4. Auflage. 2013. 236 Seiten. Paperback

Verlag C.H.Beck

Psychologie und Medizin bei C.H.Beck

Hans-Joachim Maaz
unter Mitarbeit von Ulrike Gedeon-Maaz
Hilfe! Psychotherapie
Wie sie funktioniert und was sie leistet
2014. 286 Seiten. Paperback

Michael Madeja/Joachim Müller-Jung (Hg.)
Hirnforschung – was kann sie wirklich?
Erfolge, Möglichkeiten und Grenzen
2016. 240 Seiten mit 18 Fotografien von Barbara Klemm. Gebunden

Julia Onken
Im Garten der neuen Freiheiten
Ein Reiseführer für die späten Jahre
2015. 176 Seiten. Klappenbroschur

Winfried Papenfuß
Die Kraft der Selbstheilung
Wie wir Heilungsprozesse anstoßen und unterstützen können
2011. 191 Seiten mit 45 Abbildungen. Paperback

Rudi Westendorp
Alt werden, ohne alt zu sein
Was heute möglich ist
Aus dem Niederländischen von Bärbel Jänicke und Marlene Müller-Haas
2015. 286 Seiten. Gebunden

Marc Wittmann
Gefühlte Zeit
Kleine Psychologie des Zeitempfindens
4. Auflage. 2016. 189 Seiten mit 11 Abbildungen. Paperback

Verlag C.H.Beck